Your Biology

14歳からの
生物学

学校では
教えてくれない
〈ヒト〉の科学

松田良一
岡本哲治

——

監訳

サリー・ヒル 編

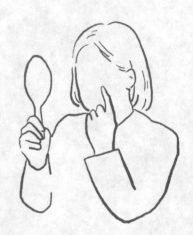

白水社

14歳からの生物学

学校では教えてくれない〈ヒト〉の科学

Your Biology

Your Biology

by

Sally Hill

(editor-in-chief)

Based on Your Biology © Malmberg 's-Hertogenbosch 2018
Japanese translation published by arrangement with Uitgeverij Malmberg
through The English Agency (Japan) Ltd.

イラスト＝佐貫絢郁 ｜ 組版＝鈴木さゆみ ｜ 装幀・デザイン ＝ コバヤシタケシ

はしがき

松田良一
（国際生物学オリンピック議長、東京大学名誉教授）

求められる New Normal な衛生リテラシー

2020年3月11日、WHO（世界保健機関）は新型コロナウイルスの感染拡大はパンデミック（世界的流行）に相当すると宣言した。このウイルスは咳、クシャミ等でウイルスエアロゾル（ウイルスを含む唾液飛沫）による飛沫感染、あるいはそれが付着して広がる接触感染ルートで多くの人が感染する。その防止にはマスクの着用、頻繁な手洗いを行い、「3密」（密閉、密集、密接）を避けることが求められている。インフルエンザウイルスに比べ、高い感染力と死亡率、これから南半球での蔓延も危惧される。そのあとは北半球における第二波も警戒が必要だ。感染症から身を守るにはどうしたらよいだろう。

さらに、このコロナ禍で学校が長期休講となった今春、10代からの妊娠相談が支援団体に相次いで寄せられている。朝日新聞の6月2日夕刊によるとNPO法人、ピッコラーレの「にんしんSOS東京」には前年比1・6倍の相談があった。同法人の松下清美理事は「性教育が行き届いていないという以前からの問題がコロナ禍によって表出している」と指摘している。コロナウイルスの感染機会を減らし、意にそぐわない妊娠を回避する上でも、国民の衛生に関するリテラシーが今、求められている。

生物教科書の国際比較から見えてきたこと

私は毎年、国際生物学オリンピックの日本チームの一員として参加する。60数カ国で選抜された代表高校生（国当たり4名）が生物学の考え方や実験スキルを競う。生徒たちのほか、問題文を各国語に翻訳するため、教員も多数参加する。

教員たちは自分たちが使っている高校生物の教科書を持ち込み、その内容比較も行う。日本の教科書はコンパクトで人気がある。その反面、アジアや欧米の教科書と比べ、「ヒトの生物学」が極めて乏しい。

日本の高校生物教科書は理学系の研究者が執筆し、医学系は動員されない。そのため、ヒトの遺伝病より大腸菌やハエの突然変異に力点がおかれる。大腸菌のウイルスは述べても、ヒトのウイルス感染症に関する記述は少ない。高校生物の学習指導要領には病気の予防や治療という観点はないからだ。その一方、「ヒトの生物学」がないが、他国の教科書より専門的な基礎生物学的分野が詳述してある。将来、生命科学を専攻する人には良いだろう

が、一般の生徒には魅力やメッセージ性は乏しい。

「ヒトの生物学」を認めない文科省の学習指導要領

　文部科学省は2009年に行った高等学校学習指導要領の改訂で理科に新しい総合科目として「科学と人間生活」を新設した。これは身近な自然や科学技術と人間生活の関わりについて学ぶ科目となっており、身近な題材について観察や実験を通して学ぶことによって科学の有用性を実感させるとともに科学に対する興味・関心を持たせることを目的とした新しい試みだ。

　私も「科学と人間生活」の執筆に関与した。教科書執筆の過程で文科省専門官と折衝する機会があった。私は「微生物」を担当しており、ウイルスに関する記載で専門官と意見の齟齬があった。毎冬に悩まされるインフルエンザ、さらにがんまでがウイルス感染と関係がある場合があると書いたからだ。ヒトパピローマウイルスやB、C、E型肝炎ウイルスは子宮頸がんや肝臓がんと関係があると書いた私の原稿が不興を買ったらしい。専門官によるとウイルス感染は稀なテーマであり、学習指導要領でも重視されていないのが理由だった。そのため、私のウイルスに関する記述はボツにされた。

　その後、私が関与した日本学術会議の「高等学校の生物教育における重要語の選定」においても「妊娠」や「避妊」、「胎盤」、「羊水」といった「ヒトの生物学」に関する用語は検討対象になかった。学習指導要領にないためだ。元をたどれば、「ヒトの生物学」の重要性が学習指導要領立案者には認識されていないためだ。学習指導要領が上位法令となり、そこに書かれていないが生徒の将来の「安全、安心」を支えるであろう「ヒトの生物学」教育は排除される。これでは大半の生徒には何のために生物を学ぶのか分からなくなる。

　しかし、日本も昔からヒトが排除されていたわけではない。健康や衛生は昭和30年代までは高校生物の教科書に含まれていた。それがいつの間にか医学薬学系の教科書執筆者はいなくなり、基礎生物学系のみになってしまった。日本人の健康や感染に関するリテラシーの欠如が学習指導要領の偏りにあるとしたら、これは「人災」レベルの由々しき事態といえよう。

『ターヘル・アナトミア』再び：オランダの教科書に学べ

　私は国際生物学オリンピックで知り合ったオランダの委員からオランダの学校で現在、13歳から14歳向けの教科書として使われているUitgeverij Malmberg社刊、*Your Biology*（2017）を入手した。この教科書を手にした時、私はこれを日本の中高生にも読ませたい、読ませなければいけないという衝動にかられた。

　旧知の細胞生物学者である広島大学の岡本哲治名誉教授に見せたところ、彼からも大きな賛同を得て、この*Your Biology*の翻訳書出版計画がスタートした。まるで300年前の『ターヘル・アナトミア』を翻訳した『解体新書』を想

わせる計画だった。

順序が逆の日本の教育

　北里柴三郎による破傷風菌毒素と抗毒素（抗体）の発見を私の授業で取り上げた。受講生の何人かは北里柴三郎の名前は日本史で習ったが、その業績は全く知らなかったとレポートに書いてきた。この学生は高校で生物を選択したが、感染症やその治療、予防法については何も習わなかったそうだ。

　ハエやウニ、カエルの受精と発生については高校生物で習うがヒトの発生、妊娠と避妊、性感染症とその予防については全く習わない。日本以外の国の高校生物教科書はこれらヒトの健康に最大の力点を置いているのとは正反対だ。巻末の「さくいん」をご覧いただきたい。下線がある語は日本の高校生物や保健では学ばないが、オランダでは13-14歳が学ぶ本書所収の用語である。

　10年ほど前、某大学のそうそうたる生物学教授たちが「最近の学生は役に立つ学問をしたいなどと言って困る」と話していた。「宇宙の真理に迫るのが学問で、人間の生活に役立つことを目的にするのは下道の考え」だそうだ。

　残念ながら、そんな教授たちが良しとするのが今の学習指導要領なのだろう。このコロナ禍の中、生活者の視点からもう一度、日本の教育を見直す必要がある。この*Your Biology*が発するメッセージに耳を傾けたい。

謝辞

　まず*Your Biology*を紹介し、私の元に届けてくれたオランダの国際生物学オリンピック委員 Marije ter Wal 博士には心から感謝したい。彼女の協力なしにはこの教科書の日本語翻訳版は世に出ることはなかった。この計画にご賛同し、翻訳の労をとってくださった東京大学と広島大学の同僚の皆様、そして「さくいん」を日本の高校では学ばない用語と区別してくださった都築功氏（元都立玉川高校副校長、武蔵野大学非常勤講師）にも深く感謝したい。また、この翻訳書出版計画に初期から賛同し、様々な局面でサポートして下さった Uitgeverij Malmberg 社の Eugene Wijnhoeven 氏にも心から感謝する。そして本書ができたのは岡本教授の行動力と取りまとめ能力の賜物である。

　最後に白水社の熱血編集者、竹園公一朗氏に深く感謝したい。さらに彼の熱意ある提案で文科系出版の老舗、白水社が理科系、それも日本の教育界には挑戦的な本の刊行を決意して下さった、同社の慧眼と決断にお礼を申し上げます。

2020年6月3日

Contents

Unit 1
呼吸

Unit 2
栄養と消化

Unit 3
循環系

Unit 4
生殖

凡例

本書の構成

この本は 4 つの Unit からなります。それぞれの Unit は導入から始まります。導入にはその Unit で学べることが簡単に書かれています。それぞれの Unit は以下のセクションから構成されています。

- 基礎
- 発展
- まとめ
- テスト
- 応用

学び方

それぞれのセクションの活用の仕方を説明します。

基礎

基礎では本文と図表を読み進めてください。

発展

基礎の次には発展があります。基礎が終わると、発展に取り組むことができます。

まとめ

まとめでは基礎および（もし取り組んだなら）発展で学んだことを簡単に説明しています。テストの前にしっかり身につけておいてください。

テスト

テストでまとめの内容が身についたかどうかがわかります。

応用

まとめがすべて身についたら、応用を始めることができます。これは追加の項目で、様々なセクションから選択できます。すべてのセクションに取り組む必要はありません

皆さんがこの本を楽しんで使っていただければ幸いです。

Unit 1
呼吸

このUnitは「呼吸」についてです。
呼吸とは体内で起きている燃焼のようなものであり、動いたり体温を保ったりする
ためのエネルギーを生み出してくれます。
このUnitでは呼吸の一連の流れを学習します。
呼吸のために身体は酸素を必要とし、また二酸化炭素を産生します。
呼吸は肺に空気を出し入れすることです。呼吸器は呼吸を行う器官です。
このUnitでは、呼吸の働きと肺の機能低下について学びます。

1 呼吸は 燃焼に似ている

　多くの車は内燃エンジンを搭載しています。燃焼とは燃えることを言います。内燃エンジンは内部で燃料（ねんりょう）を燃やしているエンジンのことです。車の場合、燃料はガソリンが使われています。

　燃焼によって車は動きます。また、エンジンは熱を持ちます。つまり、燃焼は、運動（うんどう）と熱（ねつ）の形でエネルギーを放出しているのです。

　燃料が燃えると、燃料は消失しますが、別の物質が産生されます。燃焼で生じた物質は燃焼生成物（ねんしょうせいせいぶつ）と言われます。車のエンジンの内燃機関はガソリンを消費し排気ガスを産生します。この排気ガスが燃焼生成物です（図1）。

▼図1 エンジン内で燃料が燃えると、燃焼生成物がつくられる。

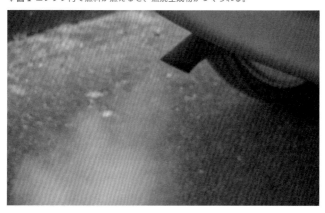

▼図2 炭酸水の泡は二酸化炭素からなる。

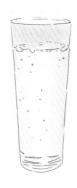

ろうそくの燃焼

　ろうそくはろうから作られています。ろうそくに火をつけると、ろうは消失してしまいます。ろうはろうそくが燃えるための燃料であり、燃料が燃えることで、燃焼生成物が産生され、光と熱の形でエネルギーが放出されます。

　燃えているろうそくにビンをかぶせると炎は消えますが、これはビンの中の酸素が使い果たされたためです。燃焼には**酸素**が必要なのです。

　燃焼によって**水**と**二酸化炭素**が産生されます。水はビンの内側に結露として認められます。

　二酸化炭素は空気中に存在する気体です。ソフトドリンクや炭酸水の泡も二酸化炭素です（**図2**）。気体の中に二酸化炭素が含まれているかどうかを調べることができます。

指示薬

　透明な石灰水に二酸化炭素を吹き込むと、石灰水が白く濁ります。透明な石灰水を使うことで、二酸化炭素が含まれていることがわかります。特定の物質の存在を示すため使用されるものを**指示薬**と呼びます。透明な石灰水は二酸化炭素の指示薬です（**図3**）。

▼図3 石灰水

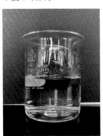

1 透明な石灰水

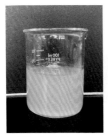

2 白濁した石灰水

2 吸気と呼気

空気は複数の異なる気体の混合物です。空気中の気体を直接目で見ることはできませんが、タンポポの綿毛を吹くと飛んでいくように、空気を見たり感じたりすることができます。空気の大部分は窒素と酸素から成り立っています。同様に、また空気には貴ガスと少量の二酸化炭素も含まれています。

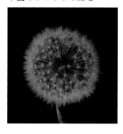
▼図4 タンポポの綿毛

さらに、水分量は様々ですが水蒸気も含まれています。したがって、空気の組成はたいてい乾燥した状態で表されます。図5は乾燥空気中に存在する気体の組成を示しています。

▼図5 乾燥空気の組成

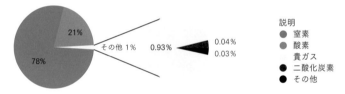

21%
その他 1%　0.93%　　0.04%
78%　　　　　　　　　　0.03%

説明
● 窒素
● 酸素
　貴ガス
● 二酸化炭素
● その他

空気の出し入れを繰り返すことで呼吸をしています。吐き出した空気（呼気）の組成は吸い込んだ空気（吸気）の組成とは異なります。わたしたちは二酸化炭素を検知する方法を学びました。また、酸素の有無は、燃えているろうそくを使うことで検知することができます。次は吸気と呼気の違いを学びましょう。

3 生物の呼吸

わたしたちは息を吸うことで空気中の**酸素**を体内へ取り込んでいます。ろうそくが燃えるためには酸素が必要なことと同じです。
息を吐く時は、**二酸化炭素**を排出するとともに、**水とエネルギー**

（**熱**）を失っています。

　ろうそくが燃えることで、二酸化炭素と水が産生され、そしてエネルギーを放出します。

　燃焼のような現象は身体の中でも起きています。体内で起こっている燃焼は、ろうそくの燃焼と比べるとはるかにゆっくりと進行し、火は必要ありません。この燃焼は**呼吸**と呼ばれ、体内の1つひとつの細胞で昼夜問わず休むことなく行われています。呼吸が行われないと、細胞は死滅します。これはヒトの細胞だけではなく、すべての生物の細胞にあてはまります。

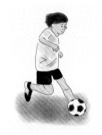

▼**図6** すべての生物はエネルギーが必要である。

1 動くため

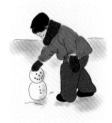

2 体温を維持するため

　呼吸には**燃料**が必要です。呼吸の際に細胞で使われる燃料の中で最も一般的なものはグルコース（ぶどう糖）です。植物は光合成によってグルコースを産生します。また、植物はそれ自体が由来する物質を含め、グルコースから他のあらゆる種類の物質を作ることができます。ヒトや動物は植物を食べ物として摂取し生きています。

　呼吸も**エネルギー**を放出します。体内のすべての器官はエネルギーを必要としています。例えば、動いたり、体温を37度で保つためにエネルギーが必要です。

エネルギー

　わたしたちは、何か行動する時にはエネルギーが必要となります。例えば、身体を動かしたり、体温を保ったり、成長するためにエネルギーが必要です。エネルギーはこのように自在に変化します。呼吸の間、グルコースから得たエネルギーはなくなりませんが、代わりに運動や熱に変換されます。熱は身体の外へ放散されるため、その後、身体への悪影響はありません。活発に活動するときには、より多くのエネルギーを必要とするので、呼吸は増加します。体内のすべての器官は、燃料や酸素を細胞へ供給し、そして呼吸生成物を排泄するために働いています。

変温（冷血）と恒温（温血）

変温動物と恒温動物がいることはご存知でしょう。**変温動物**の体温は、生息地の気温とほぼ同じであり、常に一定ではありません。一方で、**恒温動物**の体温は一定に保たれています（いつも同じ）。ほとんどの動物は変温動物であり、鳥類と哺乳類だけが恒温動物です。細胞の呼吸は温度によって左右され、体温が高いと呼吸はより活発に行われます。変温動物の場合、気温が低いと体温も低くなり、呼吸も多くはありません。

呼吸がゆっくりと行われる場合、利用できるエネルギーは少なくなります。これが寒い時に変温動物が活動的ではなくなる理由です。

多くの変温動物は冬の期間、**冬眠**して過ごしています。例えば、カエルは沼や池に身をうずめ**冬眠**します。

鳥類と哺乳類の体温は一定に保たれており、これによって、周囲の気温の影響を受けにくくなっています。鳥類や哺乳類は呼吸数が多く、多くのエネルギーを放出しているため、ほとんどの鳥類と哺乳類は冬でも活動を続けることができます。

冬には、体温を維持するために余分にエネルギーが必要となります。そのため、冬はより多くの食事が必要です。また、動物は食物を探すために動きまわることを強いられ、より多くのエネルギーを必要とし、さらにたくさんの食物が必要となります。とりわけ雪が積もっている時は、食物を見つけることが困難になります。これが多くの人々が冬に、高糖の練り餌のような、高エネルギーの食物を鳥に与える理由です。

恒温動物が体温を一定に保つためには断熱性が必要です。哺乳類は皮下脂肪と分厚い毛皮で覆われ、鳥類は皮下脂肪と分厚い羽根で覆われており、これが体温を保つための助けとなっています。

多くの鳥類は秋に温暖な土地へと移動します（**図8.1**）。一部の哺乳類も同様です。例えば、コククジラは秋に暖かい水域へ移動します（**図8.2**）。

▼**図7** カエルは変温動物である

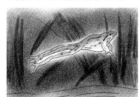

1 動的な夏

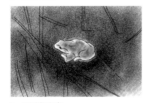

2 不活発な冬

▼図8 移動経路

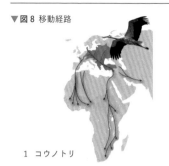

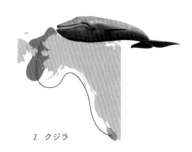

1 コウノトリ

2 クジラ

　また、ハリネズミやコウモリのように哺乳類も冬眠します。冬眠中の動物は体温が下がり、必要とするエネルギーは少なくなります。冬眠中のコウモリを起こしてしまった場合、死んでしまうことがよくあります。オランダに生息しているコウモリの全種は保護されています（**図9**）。

▼図9

保護されたコウモリ

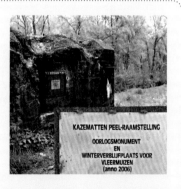

　コウモリは、大きな群れでねぐらにつく習性のためとても弱く、コウモリの休眠を妨げると、群れ全体が死滅することがあります。日中に邪魔の入らない休眠場所は多くはなく（空洞のある木）、冬に冬眠を妨げられない場所や、氷点下にならないような冬眠に適した場所もそう多くありません。コウモリは、冬眠中は体内に蓄えた食物で生きながらえます。

　オランダのリンバーグでは、第二次世界大戦時の多くの防空壕が、コウモリが冬の間に過ごせる場所として使用されています。しかし、時々ドアにかけられている南京錠が壊されてしまうため、コウモリの冬眠はしばしば邪魔されていました。現在は、破壊されるのを防ぐためにドアは溶接されており、多くのコウモリが越冬できるよう、平穏が確保されています。

4 呼吸器系

　図10はヒトの呼吸器系の略図です。ヒトが息を吸い込んだ時、吸い込んだ空気は、**鼻腔**<rt>びくう</rt>や**口腔**<rt>こうくう</rt>を通り**咽頭**<rt>いんとう</rt>へ流入します。そして**喉頭**<rt>こうとう</rt>を通り**気管**<rt>きかん</rt>へと流入します。気管は二つの**気管支**<rt>きかんし</rt>に分岐し、その後次々と**細気管支**<rt>さいきかんし</rt>と呼ばれる小さな細い気管支となります。細気管支の終末部では、**肺胞**<rt>はいほう</rt>と呼ばれる空気袋の束になります。

鼻腔と口腔

　通常、ほとんどの人は鼻呼吸をしています。鼻腔は、**粘液産生細胞**<rt>ねんえきさんせいさいぼう</rt>を含む**鼻腔裏装構造**<rt>びくうりそうこうぞう</rt>によって覆われています（図11）。この皮膚のような**裏装構造**<rt>りそうこうぞう</rt>は粘液を産生するため、**粘膜**<rt>ねんまく</rt>とも呼ばれています。粘液は鼻腔を保湿し、そして吸気を加湿しています。また、鼻腔粘膜直下には多くの毛細血管が存在しています。この血管を流れる血液は鼻腔の保温と吸気の加温にも働いています。

▼**図10** ヒト呼吸器系

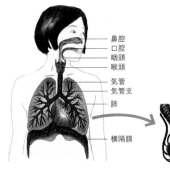

鼻腔
口腔
咽頭
喉頭
気管
気管支
肺
横隔膜

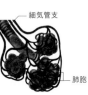

細気管支

肺胞

▼**図11** 鼻の内面

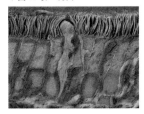

1　電子顕微鏡像
　（走査型顕微鏡、拡大率 1500 倍）

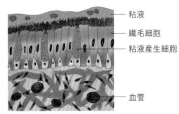

粘液
繊毛細胞
粘液産生細胞

血管

2　図

わたしたちが吸い込む空気には、たいていほこりの粒子や細菌が含まれています。鼻腔の入り口には、大きなほこりの粒子をとらえるために**鼻毛**(はなげ)があります。小さなほこりの粒子と細菌は鼻腔粘膜に接着します。**繊毛**(せんもう)と呼ばれる小さな毛は、咽頭の奥へ粘液を送り出し、そして飲み込めるようにしています。

嗅覚(きゅうかく)——**嗅覚系**(きゅうかくけい)——は鼻腔の天井部に局在しています。嗅覚は吸い込んだ空気をチェックし、例えば悪臭を放つガスが含まれている時にはわたしたちに警告してくれます。

口呼吸をすると、吸気は清潔ではなく、加温や加湿も不十分となります。また、嗅覚の感度も落ちます。したがって、鼻呼吸は口呼吸より健康的です。一部の子供たちは鼻呼吸が簡単にできず、その代わりに口呼吸をしています。もし非常に乾燥した冷たい空気が肺胞に流入すると、炎症を引き起こす原因となります(**図12**)。

▼**図12**

調査	習慣的口呼吸
概要	鼻が詰まった時は、口呼吸を強いられることがあります。しかし、常に口呼吸の人も一定数存在し、これは習慣的口呼吸と呼ばれています。習慣的口呼吸の子供たちは、鼻呼吸の子供たちより気道の感染にかかりやすいという研究結果もあります。
問題定義	習慣的口呼吸は子供たちの間でどの程度行われているのか？
方法	月齢6カ月から14歳の450人の子供を対象に、就寝中の口元に冷たい金属製の鏡をセットし、結露を観察することで子供の習慣的口呼吸を調査しました。この調査は毎晩1回1週間行われました。もし毎晩、鏡に結露が観察された場合には、その子供は習慣的口呼吸であると考えられます。習慣的口呼吸をしている子供の年齢別のパーセントを示します。
結果	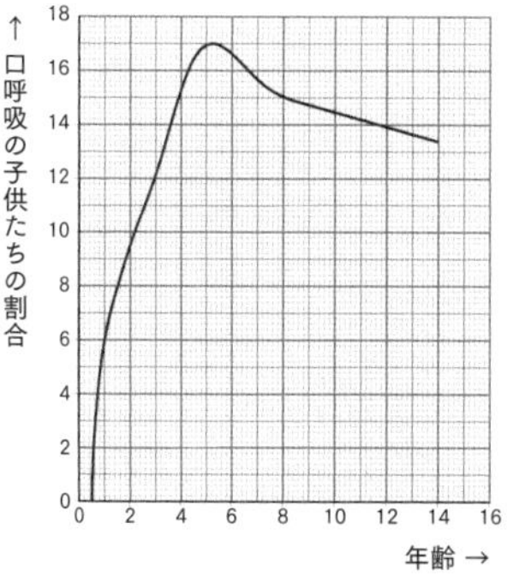
結論	習慣的口呼吸の子供は多く、これは気道感染の原因の1つとなり得ます。 習慣的口呼吸の治療法の調査は重要だと思われます。

咽頭

▼図13 のど仏

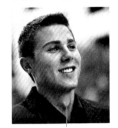

のど仏

　鼻腔や口腔を通過した吸気は咽頭を通り気管に流入します。

　喉頭は、咽頭と気管の間に位置しており、外からのど仏として触ることができます（**図13**）。また喉頭は**声帯**を含んでいます。応用1ではより詳細に学ぶことができます。

　咽頭は飲み込んだ食物と、呼吸で吸い込んだ空気が交わるところであり、息を吸う時は、この「分岐部」がすべて開口した状態となります。そして空気は鼻腔から肺へ気管を通って流入し、その後排気されます（**図14.1**）。食物を飲み込む（嚥下する）時には、**口蓋垂**が鼻腔を遮断し、**喉頭蓋**が気管に蓋をすることで、食べ物は鼻腔や気管に入ることなく、口腔から食道へと至ります（**図14.2**）。

　たまに、喉頭蓋と口蓋垂が正確に機能せず閉じない場合があります。例えば笑っている場合がそうです。こうなると窒息します。言い換えれば、飲食物が気管や鼻腔に入り込んでしまうのです（**図14.3**）。気管に入った食物片は咳によって排出されます。幼児はよく口の中に物を入れますが、もし幼児がのどを詰まらせた場合、飲み込んだものは肺まで達することがあります。そして、放射線科の医師は飲み込んだ異物を検出するために写真撮影やCTスキャンを行います（**図15**）。

▼図14 呼吸中の口蓋垂と喉頭蓋、嚥下と窒息（模式図）

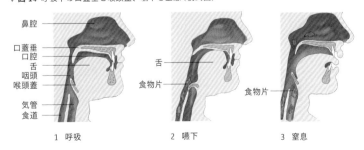

鼻腔　口蓋垂　口腔　舌　咽頭　喉頭蓋　気管　食道　舌　食物片　食物片

1 呼吸　　2 嚥下　　3 窒息

▼図 15

放射線技師

「こんにちは。私は放射線技師のハリーです。放射線技師は病院に勤務し、レントゲン写真やスキャン、超音波画像を作成しています。レントゲンは通常、骨格の硬い部位を映し出し、超音波画像やその他スキャンは軟部組織を可視化します。私は、撮影した画像が良質であることを確認した後、これら画像撮影を依頼した専門医に画像を送っています。

誤って気管に物が入ってしまった場合には、肺の専門医は胸部の CT スキャンやレントゲン撮影を依頼します。胸部レントゲン画像では、胸郭の骨は鮮明に撮影されますが、肺そのものは鮮明には撮影されません。しかし、それでも気管と気管支は確認することができます。もっと小さい気管支は細い線として見ることができますが、肺胞を映し出すことはできません。硬い物体はレントゲンによって良く検出できます。しかし、小さくて柔らかい物体が含まれる場合は CT スキャンの方が適しています。CT スキャンでは、多数の画像が撮影されます。コンピュータでその画像から3次元画像が作成されます。CT スキャンはレントゲン撮影と同様に硬い物体の検出にも優れています。CT スキャンはレントゲンより高価なため、通常わたしたちはレントゲン撮影を優先して行います」。

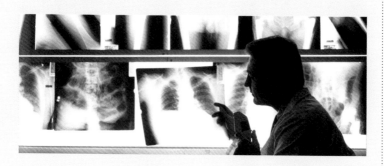

気管と気管支

気管は喉頭下部に中が空洞の管としてつながっていて、管が押しつぶされることがないよう、壁はU字型の**輪状軟骨**（りんじょうなんこつ）で覆われています（**図16**）。気管は2つに分岐し気管支となり、気管支の壁も輪状軟骨で覆われています。そして、気管支は分岐するごとに徐々に小さくなり細気管支となります。最小の細気管支の壁は、輪状軟骨というより筋肉で覆われています。

細気管支の終末には肺胞があります。気管や気管支、細気管支、肺胞の内面の壁は粘液で覆われており、繊毛は粘液を絶え間なく咽頭に送り出して嚥下を助けています。

肺胞

細気管支の終末では、肺胞の束は**肺毛細血管**（はいもうさいけっかん）という小さな血管網によって覆われています（**図17**）。すべての肺胞の表面積をまとめるとテニスコートの半分ほどになります。肺毛細血管と肺胞の壁は非常に薄く、表面積が大きいため、肺胞内の空気と肺毛細血管内の血液間の**ガス交換**（こうかん）は速やかに行われます（**図18**）。

▼図16 気管と食道の図解

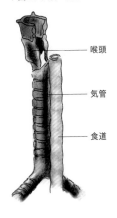

喉頭
気管
食道

▼図17 肺胞と肺毛細血管
（模式図）

血液　空気　血液

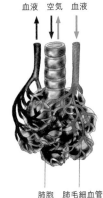

肺胞　肺毛細血管

▼図18 肺のガス交換（模式図）

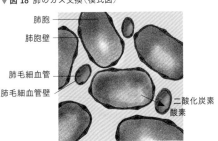

肺胞
肺胞壁
肺毛細血管
肺毛細血管壁
二酸化炭素
酸素

　肺胞では、空気中の酸素は肺毛細血管の血液に取り込まれます。酸素を取り込んだ血液は体内のすべての細胞に酸素を送り届け、次にそこで二酸化炭素を取り込み肺へと戻ります。肺では、血液中の二酸化炭素は、肺毛細血管から肺胞内の空気へ放出されます。肺胞へ流れ込む血液は**酸素が少なく、二酸化炭素が豊富**に含まれていますが、肺胞を通過した血液は、**酸素が豊富**に含まれ**二酸化炭素は少ない**のです（**図19**）。

▼**図 19** 肺のガス交換（模式図）

1　酸素の摂取

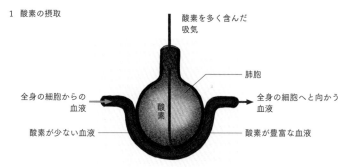

酸素を多く含んだ
吸気

肺胞

全身の細胞からの
血液

酸素

全身の細胞へと向かう
血液

酸素が少ない血液

酸素が豊富な血液

2　二酸化炭素の放出

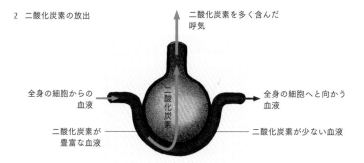

二酸化炭素を多く含んだ
呼気

全身の細胞からの
血液

二酸化炭素

全身の細胞へと向かう
血液

二酸化炭素が
豊富な血液

二酸化炭素が少ない血液

5 呼吸（外呼吸）

空気中の酸素は肺に吸い込まれて血液に入り、二酸化炭素は血液から肺を経て空気中に放出されます。したがって、肺は吸ったり、吐いたりしながら常に空気を入れかえる必要があります。呼吸による空気の出し入れには胸筋によるものと腹筋によるものがあります。

胸式呼吸（胸筋による呼吸）

胸式呼吸（胸筋による呼吸）では、肋骨と胸骨が動きます。肋骨は関節構造で背骨とつながっています。また、肋骨は胸骨と軟骨でつながっています。これら2カ所の関節構造により肋骨と胸骨は動くことができます。

息を吸う時、肋骨と胸骨は上方に上がります（**図20.1**）。それにより、胸腔が拡がり、肺も拡がることができます。そして、肺が拡がることで空気が流れ込んで、息を吸い込むことができます。

息を吐く時は、肋骨と胸骨は下方に下がります（**図20.2**）。これにより胸腔と肺は再びもとのように小さくなります。肺が収縮すると、空気は強制的に外に押し出されて、息を吐き出すことができます。

▼**図20** 胸式呼吸（模式図）

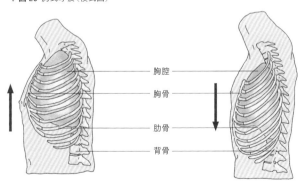

胸腔
胸骨
肋骨
背骨

1 息を吸い込んだ時の肋骨
　の位置

2 息を吐き出した時の肋骨
　の位置

腹式呼吸

　腹式呼吸（横隔膜呼吸）では横隔膜と**腹壁**が動きます。**横隔膜**は丈夫な筋膜で、胸腔と腹腔とを隔てています。横隔膜は上下に動きます。

　息を吸い込む時、横隔膜は下方に下がります（**図21.1**）。その結果、胸腔は拡がり、腹腔は狭まります。胸腔が拡がるので、肺は拡大し、空気が流れ込みます。それで息を吸うことができるのです。そして腹腔は狭まるので、腹腔内の器官は圧迫されますが、前方にしか移動できないため、腹壁が前方に出るように感じます。

　息を吐く時、横隔膜は上方に上がります（**図21.2**）。胸腔と肺は小さくなり、空気を押し出します。つまり息を吐き出すことができます。すると、腹腔内にスペースができて圧迫された器官がもとに戻り、腹壁が元の位置に戻ったのがわかります。

▼ **図 21** 腹式呼吸（模式図）

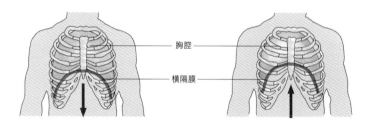

1　息を吸い込んだ時の横隔膜の位置　　　　　2　息を吐いた時の横隔膜の位置

6 健康な気道

　様々な原因で肺や気道の機能が低下すると息切れが起き、頻繁な咳の発作が起こります。その原因は**喘息**などの呼吸器系の病気かもしれません。また、有害な物質（例えば大気汚染によるもの）を無意識に吸うこともその原因になります。あるいは、大気中の特定の物質に過敏であるのかもしれません。これは**花粉症**のような**アレルギー**の一因です。さらには**煙草**などの有害物質を意図的に吸う人々もいます。喫煙は**慢性閉塞性肺疾患（COPD）**の原因になります。

喘息

　喘息は慢性的な肺の症状です。慢性的とは長期に及ぶ**難治性疾患**のことです。喘息では、息切れが起きます。息切れはほとんどの場合突然始まるため、喘息発作と呼ばれます。発作は、ほこり、緊張やストレスのような特定の誘因で起こります。喘息発作は息苦しさを感じるため、強い恐怖心を伴います。

　気管支の最も細い枝の内壁には小さな筋肉があります。喘息発作では、これらの筋肉が収縮することで気道が狭まり、呼吸困難になり息切れを感じます。時には、これ以上辛い感覚はないと思えるほどの息切れを感じることがありますが、それはさほど恐ろしいことではありません（図22）。

慢性閉塞性肺疾患

　慢性閉塞性肺疾患は慢性的な気道の炎症で、通常、喫煙がその原因ですが、遺伝的疾患の場合もあります。気道の内壁の粘膜内層が喫煙により炎症を起こすため、内壁は腫れ、多量の粘液が出ます。最も細い気管支がふさがり、肺胞が障害を受けることもありますが、これは特に**肺気腫**と呼ばれています。

　慢性閉塞性肺疾患の患者は、呼吸困難や、時には痰のまじった多くの咳をします。そして階段を上るようなあらゆる日常的な活動が困難になります。

▼ 図22

ジェットコースターと喘息

　2010年、オランダの研究者サイモ
ン・リエトベルドとイイジャ・ビアー
ズによる研究は思わず笑いを誘いつつ
も、同時に深く考えさせられる内容で
す。彼らは喘息に及ぼす健康的な興奮
の効果を調査しました。健康的な興奮
とは、例えば子供が誕生日の前に感じ
るような類のもので、研究者による
と、ジェットコースターに乗る前に感
じるのも同じ種類の緊張感らしいので
す。健康的な興奮は自分が喘息である
ことを忘れさせてくれます。

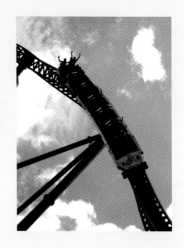

　このことを調べるため、喘息持ち
の25人の学生と喘息でない15人の学生にジェットコースターに乗ってもら
いました。乗る前に学生たちは多少、緊張していました。喘息持ちの何人か
は少し息切れがすると訴えました。彼らの緊張は心拍数の上昇などから明ら
かでしたが、喘息発作の兆候はありませんでした。ジェットコースター
に乗った後、彼らは幸福感を感じ、めいっぱい楽しみました。喘息持ちの
学生たちは彼らの肺の機能が低下したにもかかわらず、決して息切れを訴
えませんでした。また、ジェットコースターに乗っている間、喘息が起き
た学生がいたのですが、なんと、彼らはそれに気づきませんでした。

　研究者によると、喘息の人は発作に襲われると気分が悪くなるため、気
分が良い時は喘息発作が起きないと無意識的に思うのかもしれません。逆
もあるかもしれません。気分がすぐれないから、喘息発作が起き、息切れ
がすることもあり得ます。

　同様な効果は、花粉症に苦しむ人がテレビで草地を見ると、くしゃみが
出始める現象にも見られます。彼らはわざとそのようなふりをしているわ
けではありません。全身の五感にいたるまで特定の植物に敏感なため、見
ただけでも自然に反応してしまうからです。

花粉症

風媒花〔花粉を風に運ばせる花〕は、膨大な数の軽い花粉が風で吹き飛ばされます。春や夏には空気中が花粉でいっぱいになる日があります（**図23**）。この季節には息をすると花粉が気道の粘膜に付着します。

▼**図23** 花粉

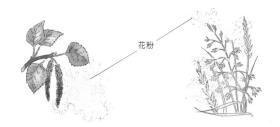

1　主に春：木や低木からの花粉　　　2　主に夏：草や草本からの花粉

ある種の植物の花粉が気道粘膜に触れると、うまく対処できない人々がいます。彼らは**花粉症**に苦しみます。そして焼けるような、あるいは痒い感覚を鼻やのど、目に感じます（**図24**）。

花粉症の人は、時に何時間もの間くしゃみが止まりません。彼らにとっては、できる限り花粉を避けることが望ましいのです。どれくらいの量の花粉が大気中に存在するかの情報は、TV、ラジオ、インターネットなどを通して知ることができます。また、花粉や花粉症に関する情報アプリをダウンロードすることも可能です（**図25**）。

▼**図24** 花粉症の症状

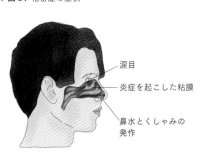

涙目

炎症を起こした粘膜

鼻水とくしゃみの
発作

▼**図25** 携帯電話アプリの花粉情報

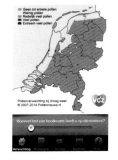

▼図26 アレルギーによる皮膚の発疹

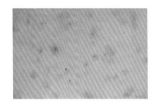

アレルギー

　花粉症はアレルギー症状の最も一般的なものです。**アレルギー**になると、特定の化学物質に対して過敏になり、その物質を吸い込んだり、食物から取り込んだりした時に、**アレルギー反応**が起きます。図26はアレルギー反応による皮膚の発疹です。他にアレルギー反応の例として、しゃく熱感、痒みや炎症があります。ハウスダスト、動物の体毛、食物中のある物質、化粧品中の特定物質など、あらゆる種類の化学物質がアレルギー反応の原因となる可能性があります。アレルギーの専門家は多くの場合、患者のアレルギーの原因物質を正確に特定する必要があります。

▼図27

アレルギー専門医

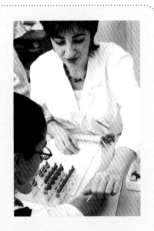

　「こんにちは！　私の名前はビッキーでアレルギー専門医です。医学研修の後、私は前にもまして、アレルギーの分野に熱中しました。グローニンゲンの大学附属病院で募集していたアレルギー専門医研修プログラムは私の好奇心をかきたてました。応募した結果、たいへん幸運なことに採用されました。最初は内科のトレーニングで、体内器官の疾患に関わる課程でした。その後2年間、免疫学を学びました。その期間、私が働いていた病棟では、肺疾患、耳、鼻、のど、および皮膚疾患を扱っていました。

　かかりつけ医（GP）がその症状からアレルギーを疑った患者が、私のところへしばしばやってきました。症状にもよりますが、私は様々なテストを行いました。例えば、種々の物質の吸引テストや、食品に対する反応などです。また、アレルギーの原因を特定するため頻繁に皮膚テストも行いました。

　アレルギーと診断した後に、患者にはアレルギーとどう向き合うかを学ぶことを勧めました。助言の鍵はアレルギーを引き起こす原因物質を避けることでした。そして、患者には時々薬を処方しました」。

7 喫煙

喫煙に関する情報キャンペーンにより、今や、喫煙は体に悪いということが認知されてきています。喫煙者は非喫煙者と同じくらい長くは生きられません。喫煙は肺がんや心臓血管の疾患を引き起こします。煙草の値上げとも相まって、喫煙に関するこのような情報は、喫煙者数を確実に激減させています。にもかかわらず、オランダ国民の4分の1はまだ喫煙を続けています（**図28**）。

喫煙は肺疾患の原因になります。2つの主な肺疾患は、慢性閉塞性肺疾患と肺がんです。毎年、5000人が慢性閉塞性肺疾患で亡くなります。その原因は喫煙であり、さらには8000人が肺がんで亡くなります。

煙草の煙の成分

煙草の煙は、ガス状の化学物質とタールの微粒子からなります。化学物質は4000種類以上含まれ、その多くが有害です。そしてそのうち少なくとも40種類は発がん性物質です。

多くの発がん性物質はタールの微粒子中に含まれます。有害物質として知られるその他のものはニコチンと一酸化炭素です。

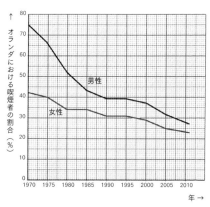

▼**図28** 1970年から2012年までの期間のオランダの喫煙者数 （1989年以降は15歳以上）

ニコチンは喫煙依存を起こす原因物質です。ニコチンは精神および肉体の両面に影響を及ぼします。喫煙者は体内に一定量のニコチンを保持しています。体内のニコチン量が下がると、煙草を強く欲する感覚が生じます。ひとたび煙草に火をつけると、ニコチンの体内レベルが補充されもとに戻ります。ニコチンは心拍と血圧を上昇させます。これが、喫煙者は非喫煙者より心血管疾患による死亡例が多い理由です。

煙草の煙と一緒に吸った**タール**は気道内に害を及ぼします(**図29**)。繊毛がダメージを受けるため、痰を吐き出すのが難しくなります。喫煙者は煙草咳と呼ばれる咳を頻繁にし、気道感染しやすくなります。そして、タールの中に含まれる物質はがんを引き起こします。また、タールは喫煙者の指や歯に茶色のシミを沈着させます。頻繁に喫煙をする部屋では、壁紙、カーテン、そして天井にもタールの茶色いシミができます。煙草の煙に含まれる物質は味蕾や嗅覚中枢にも影響を及ぼします。したがって喫煙者の味覚や嗅覚の機能は低下していると考えられます。

▼**図29** 喫煙は肺にダメージを与えます。

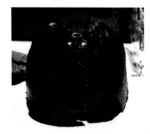

一本の煙草に含まれるニコチンおよびタールの量は、パッケージに記載されています。喫煙は肺に影響を与え、酸素の吸収量が減り、最終的に健康な状態を維持できなくなるからです。

一酸化炭素は無臭の気体です。一酸化炭素を吸引すると、血液の酸素運搬量は減少し、健康な状態を維持できなくなります。一酸化炭素は、またボイラーや湯沸かし器を使うと放出されます。特に、喚気が不十分な時に増加します(**図30**)。喫煙は他にも眼病、腸疾患、痴ほうやリューマチなどあらゆる種類の病気のリスクを増加させます。

▼**図30**

一酸化炭素中毒からなんとか助かる

日曜日の午後12時15分にデンボッシュの2人の住民は、一酸化炭素中毒のために体調が悪くなりました。住民自らが急報し、警察が現地に急行しました。住民は救急車で病院に搬送され入院しました。原因はセントラルヒーティングのボイラーが正常に作動しなかったために高濃度の一酸化炭素が放出されたことによると考えられています。わたしたちヒトは、一酸化炭素の匂いを感知できず、そして中毒の兆候をすぐに自覚できないため、望ましくない結果が一定の割合でもたらされます。一酸化炭素中毒の症状は、頭痛、吐き気、めまい、疲労感です。長時間一酸化炭素にさらされると、脳が酸欠状態になるため、意識喪失に陥り、時には死にいたることもあります。

喫煙者だけが、有害な物質を吸い込んでいるのではありません。喫煙者と同じ場所にいると、喫煙者の煙草の煙に加えて、喫煙者が吐き出した煙を再び吸い込むことになります。これは**受動喫煙**あるいは**間接喫煙**と言われます。結果的に、非喫煙者は喫煙者と同じ病気になってしまいます。子供の受動喫煙は、気道に問題を生じることがあります。そのような子供たちは頻繁に風邪をひき、肺の機能が低下し、喘息になる頻度も上がります。

喫煙に対処する方策

オランダをはじめ他のヨーロッパ諸国では、様々な喫煙対策が講じられてきました。その1つが煙草増税による値上げです。この税金は〝義務〟と呼ばれています。また、喫煙の欲求をさらに削ぐために、2002年以降、パッケージや巻き煙草に警告文を記載しています（**図31**）。このような警告文は全部で14種類あります。また、煙草会社は広告宣伝ができないし、18歳以下には販売は禁止されています〔日本では20歳未満に販売が禁止されています〕。

▼ 図31 煙草製品の警告文

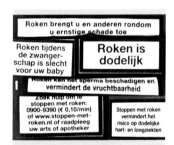

受動喫煙から人々を守るために、公共の場所、公共交通機関、職場や学校では禁煙になっています。

それなのに、どうして煙草を吸うのか？

喫煙は**依存**によるものです。特に、機会喫煙で喫煙を始めた若者たちでは、ニコチン依存性が極めて速やかに形成されます。そして、徐々に煙草を頻繁に欲するようになります。これは**心理的依存**と言われます。

また喫煙者は快感を得るため、より多くのニコチンを欲し続けます。これは**馴化**と言われます。

そしてついにはやめるのが難しくなってきます。喫煙者が煙草をやめようとすると、体が抵抗し始めます。これは**身体的依存**と言われます。喫煙者が禁煙しはじめたとき訴える症状を**禁断症状**と言います。禁断症状には、頭痛、興奮、不安、抑うつ感や体重増加などがあります。この時期は辛いですが、これらの症状はしばらくすると、消えていきます。

もちろん、最善の選択は絶対に煙草を吸わないことです。そうすれば、禁煙する必要もなくなります。しかし、若者はパーティーや休日に、いとも簡単に煙草の誘惑に屈してしまいます。友人が煙草を勧めてきたら、断るのは難しいかもしれません。ましてや、アルコールを飲んでいる場合にはさらに用心しなければなりません。図32には煙草を断るのに役立ついくつかの助言を示しました。

▼図32

煙草を勧められた時に断るための助言

はっきり断る

あなたが煙草を吸わないことをはっきり言いましょう。誰かが煙草を勧めた時に、即座に言ってください。「結構です。私が煙草を吸わないことを知ってらっしゃるでしょ」。

無視する

煙草を勧めてきた人を無視しましょう。煙草の話題には注意を払わず、他のことを話し続けるんです。煙草の話はしばらくするとどこかに行ってしまうでしょう。

立ち去る

ただ単にその場を立ち去りましょう。あなたが煙草好きではなく、誰かが煙草を吸っている傍に立っている時、ただ単に立ち去ることも有効です。どこか離れた場所に歩いていくか、その場を立ち去ろうとしている誰かと一緒に行動してもよいでしょう。たぶん、その時には喫煙者は自身の喫煙習慣について気がつくでしょう。

---

8 動物の呼吸

　すべての生物は物質を周囲から吸収し、そして周囲に放出します。生物が単一の細胞からなっていても、膨大な数の細胞からなっていても、違いはありません。アメーバは単細胞生物です（図33）。単細胞生物では、細胞膜を通して呼吸します。細胞膜の表面積は、十分な酸素を吸収し、そして十分な二酸化炭素を放出するのに十分な大きさです。それゆえ、単細胞生物では特別な呼吸器官は必要ありません。

　多数の細胞で構成される動物の表面積は、十分な酸素を吸収し、十分な二酸化炭素を放出するには十分な大きさではありません。その上、多くの動物の皮膚は不透過性です。これらのすべての動物は、酸素を吸収して二酸化炭素を取り除く特別な呼吸器官を必要とします。そのような器官の例として、気管、えら、肺があります。えらについては応用2でより詳しく学びます。

▼**図33** アメーバ（染色、100倍）

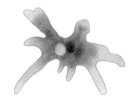

気管

　昆虫は気管を持っています。**気管**は、昆虫の体内に分岐したたくさんの管として存在します（**図34**）。気管系には空気を入れる開口部があります。これらの開口部は、**気門**と呼ばれています。気管の小さな枝は最終的に体の至るところに届いています。全体として見ると、すべての枝は表面積が大きいため、ガス交換をすばやく行うことができます。多くの昆虫では、気門は主に腹部にあります。これらの昆虫は腹部を前後に動かす一種のポンプ運動で気管内の空気を交換します。

▼図34　昆虫の気管

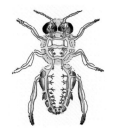

1　気管系（模式図）

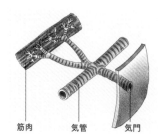

筋肉　　　気管　　　気門

2　気管系（模式図）

　蚊などの昆虫の幼虫は、水中で成長します。これらの幼虫は、気管系として空気との接触を維持し続けるための突起を持っています（**図35**）。

▼図35　毛虫の気門

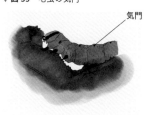

気門

▼図36　蚊の幼虫（ボウフラ）

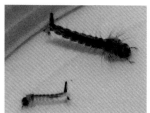

9 肺活量

　すべてのヒトの肺の大きさが同じというわけではありません。肺の大きさは、大人よりも子供の方が小さいです。吸い込んだり、吐き出したりする空気の量も変化します。

　大人が正常に呼吸をしている時、一度の呼吸で約0.5リットルの空気の吸い込みと吐き出しをします。この空気の量は、**呼吸量**と呼ばれます。約150ミリリットル（mL）の空気は、気管支、気管、喉および鼻腔にとどまります。これは**死腔**と呼ばれます。この空気は、肺胞でのガス交換に関与しません。そして、この空気は使用されずに次の吸い込みで排出されます。

　しっかりと深呼吸すれば、大人は平均して約3リットルの空気を吸うことができます。完全に息を吐き出すことによって、平均で約1.5リットルの空気を排出することができます。1回の呼吸で吸い込むことができる、または吐き出すことができる空気の最大量は、**肺活量**として知られています。最初にできるだけ深く息を吸い込み、次にできるだけ完全に息を吐き出した時に排出される空気の量を測定することによって、肺活量を決定することができます。

　肺の中には常に空気が残っているため、肺活量は**肺容量**と同じではありません。大人では、深呼吸をした後も、平均して約1.5リットルの空気が肺や気道に残っています。これは**残気量**と言います。

　肺活量計を使用して肺活量を測定できます（**図37**）。また、コンピュータを使用するか、図38に示す装置を使用して肺活量を測定することもできます。

▼**図37** 肺活量計による肺活量の測定　　▼**図38** 肺活量測定のための装置

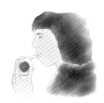

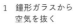
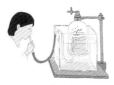

1　鐘形ガラスから
　空気を抜く

2　鐘形ガラスに
　吐き出す

まとめ

スの量は同じです。

燃焼と呼吸を説明することができる。二酸化炭素の存在を調べる方法を知っておく必要もあります。

- 燃料：燃焼する物質
  - —燃料が燃焼する場合は酸素が必要です。
- 燃焼生成物：燃焼中に生成される物質
  - —ろうそくが燃える時の燃焼生成物は二酸化炭素と水です。
- 燃焼は、例えば運動や熱などのエネルギーを放出します。
- ろうそくを燃やす

> **ろうそくのろう＋酸素**
> ↓
> **水＋二酸化炭素＋エネルギー**

- 指示薬：他の物質の存在を証明するために使用できる物質
  - —透明な石灰水は二酸化炭素の指示薬です。
  - —二酸化炭素が加えられると、石灰水は濁ります。

吸気と呼気の違いを示すことができる。

- 吸気は、不活性ガス（貴ガス）を含む、窒素 78%、酸素 21%、その他の 1% の気体で構成されています。
  - —乾燥空気は 0.04% の二酸化炭素を含みます。
  - —空気中の水分量は様々です。
- 呼気は次のとおりです。
  - —酸素が減ります。
  - —二酸化炭素が増えます。
  - —水分量が増えます。
- 吸気と呼気に含まれる窒素と不活性ガ

細胞内の呼吸を説明し、さらに身体活動との関連性を説明することができる。

- 呼吸は、生物のすべての細胞で起こります。
  - —呼吸は、昼夜を問わず常に続きます。
  - —産生されたエネルギーは、細胞内の作業に使用されます。
  - —細胞内の呼吸を表した式

> **グルコース＋酸素**
> **（燃料）**
> ↓
> **水＋二酸化炭素＋エネルギー**
> **（燃焼生成物）**

- 必要とするエネルギーの量は、肉体的な労力に依存します。
  - —何かをしている時は、いつでもエネルギーが必要です。
  - —エネルギーは、ある形式から別の形式に変換できます。
- 肉体的労力が大きいほど、より多くの呼吸が行われます。
  - —その時、もっと燃料が必要になり、より多くの老廃物も生産されます。
  - —その時、肺や心臓などの臓器は、より激しく働きます。

変温動物と恒温動物の呼吸の違いを説明できる。

- 変温動物では、体温は周囲の温度に依存します。
  - —低温では、細胞内の呼吸は遅くなり、エネルギーはあまり使われません。
  - —これは、低温下では、変温動物はあまり活動的ではないことを意味します。
- 恒温動物では、体温は一定です。

—恒温動物の活動は、周囲の気温にあまり左右されません。

- 体温を一定に保つために、多くのエネルギー（そのための多くの呼吸）が必要であり、熱の放出は避けなければなりません。
  —恒温動物は、しばしば何らかの形の断熱材を持っています。
  —多くの恒温動物は、秋にはより暖かい地域に移動します。また、冬眠する恒温動物もいます。

目標 5

呼吸器系の各部位の特徴と機能を示すことができる。

- 呼吸器系は、主に粘膜で覆われた管で構成されています。
  —細菌やほこりの粒子は粘液に付着したまま止まります。
  —繊毛は粘液を咽頭の方へ向けて動かし、そこで嚥下されます。
- 鼻腔
  —鼻毛は、大きなゴミ片が入り込むことを防ぎます。
  —鼻の内側の表面は、流入する空気を暖めて湿らせます。
  —嗅覚システムが入ってくる空気をチェックします。
- 咽頭：口蓋垂と喉頭蓋がある部位
  —呼吸中、口蓋垂と喉頭蓋は開いています。
  —飲み込む（嚥下）時には、口蓋垂は鼻腔を閉じ、喉頭蓋は気道を閉じます。
  —窒息：飲み込む時に、喉頭蓋が気道を遮断しない場合。
- 喉頭：声帯がある部位
- 気管と気管支
  —気管壁は、管を開いた状態に保つU字型の輪状軟骨で補強されています。
  —気管は、同じく輪状軟骨によって強化された気管支に枝分かれします。

- 細気管支：気管支の枝
  —小さい細気管支壁には筋肉があります。
- 肺胞
  —肺胞では、空気中の酸素が、肺の毛細血管の血液に吸収されます。
  —肺胞では、血液からの二酸化炭素が、肺の毛細血管の肺胞内の空気に渡されます。
  —血液は酸素に富み、二酸化炭素が少なくなります。
  —すべての肺胞を合わせると大きな表面積を持っており、さらに肺胞壁は薄いので、肺でのガス交換は極めて迅速に行われます。

目標 6

どのようにして、吸気と呼気が起こるのかを説明できる。

- 通常の呼吸では、胸式呼吸と腹式呼吸の両方が使用されます。
  —胸式呼吸（胸の呼吸）では、肋骨と胸骨が上下に動きます。

吸気	呼気
1 肋骨と胸骨が上に移動する	1 肋骨と胸骨が下に移動する
2 胸腔が膨らむ	2 胸腔が狭くなる
3 肺が膨らむ	3 肺が小さくなる
4 空気が流れ込む	4 空気が流出する

  —腹式呼吸（横隔膜呼吸）では、横隔膜は上下に動きます。これにより腹壁が前後に動きます。

吸気	呼気
1 横隔膜が下に下がる（腹壁が前に出る）	1 横隔膜が上に上がる（腹壁が後ろに凹む）
2 胸腔が膨らむ	2 胸腔が狭くなる
3 肺が膨らむ	3 肺が小さくなる
4 空気が流れ込む	4 空気が流出する

目標 7

喘息、慢性閉塞性肺疾患（COPD）、アレルギーおよび花粉症の問題点について説明できる。

- 喘息とCOPDは慢性的な肺疾患です。
  - ―喘息患者とCOPD患者は息切れと咳をよくします。
  - ―この患者は空気中のほこりに非常に敏感です。
  - ―喘息では、気管支の最も小さい枝の筋肉が収縮するので、気道は狭くなります。
  - ―COPDでは、炎症により粘膜層が腫れます。肺胞も時々損傷しています。
  - ―COPDは主に喫煙によって引き起こされます。
- アレルギー：1つまたは複数の物質に対する過敏症
  - ―あなたは、ハウスダスト、動物の体毛、食品中の特定の物質などにアレルギーがあるかもしれません。
  - ―身体がこれらの物質と接触するとアレルギー反応が起こります。
  - ―アレルギー反応の例：皮膚の発疹、しゃく熱感、かゆみ、炎症。
- 花粉症：花粉に対するアレルギー
  - ―花粉症におけるアレルギー反応：涙目、炎症を起こした粘膜、鼻水、くしゃみ
  - ―あなたが木の花粉に対してアレルギーがあるならば、特に春に花粉症

にかかります。
  - ―あなたが草の花粉にアレルギーがあるならば、特に夏に花粉症にかかります。

目標 8

体に対する煙草の煙の有害な影響を説明できる。

- 煙草の煙は、ガス状の化学物質とタールの微粒子の混合物です。
  - ―煙草の煙の成分には、ニコチン、タール、一酸化炭素が含まれています。
- ニコチンは喫煙中毒の原因です。
  - ―喫煙者の体はニコチンを欲します。
  - ―喫煙者が喫煙をやめると、禁断症状が起こることがあります。
- タールは肺を傷つけます。
  - ―繊毛はタールによって損傷を受けます。
  - ―タール中には肺がんを引き起こす物質が含まれています。
- 一酸化炭素は血液の酸素輸送能力を低下させます。
  - ―血液による酸素の輸送が少なくなるので、あまり健康ではありません。
- 受動喫煙とは、他の人の煙草の煙を吸い込むことを言います。
  - ―受動喫煙は、時には二次喫煙とも呼ばれます。
- 喫煙に対抗するためにいくつかの対策が講じられてきました。
  - ―より重い課税で価格を引き上げる。
  - ―煙草製品の包装に警告文を付ける。
  - ―煙草製品の宣伝をできなくする。
  - ―煙草製品は、〔オランダでは〕18歳以下の方には販売しない。
  - ―公共の場所や職場での喫煙を禁止する。
- 喫煙は中毒性があります。
  - ―習慣、心理的依存、および身体的依存がすべて起こります。
  - ―喫煙者が喫煙をやめると、禁断症状が起こることがあります。

発展目標 9

様々な動物でガス交換がどのように起こるかを説明できる。

- 単細胞生物：細胞膜を介したガス交換
- 気管は体の至るところにある空気の分岐管です。
  —気門：気管に空気を流すための開口部
  —昆虫は気管系を持っています。

発展目標 10

呼吸量、肺活量と肺容量を説明できる。

- 呼吸量：安静時に吸ったり吐いたりされる空気の量
  —死腔とは、鼻腔、咽頭、気管および気管支の中に存在する空気の量のことです。
- 肺活量：1回の呼吸で吸い込む、あるいは吐くことができる空気の最大量。肺活量は以下のものから構成されます。
  —死腔
  —深呼吸をすると吸い込まれる余分な空気
  —完全に息を吐き出すと吐き出される余分な空気
- 残気量：深く呼気をしても肺に残っている空気
- 肺容量：肺の物理的容量
  —最大肺容量＝肺活量＋残気量

達成

基礎

—空気中の二酸化炭素と酸素のレベルの違いを示す方法を学びました。
—調査する方法を学びました。
—グラフの読み方を学びました。
—新聞の記事やフォルダから情報を得ることを学びました。

発展

—重要な能力を測定する方法を学びました。
—調査を設計する方法を学びました。

このUnitで、放射線技師とアレルギー専門医に出会いました。 このUnitの題材は、日常でも活用することができます。

テスト

以下の問いに答えなさい。

バーバラは女性のガイドとキャンプをしています。食事を準備するために、彼女らはブタンのガスボトル、ガスコンロ、そして色々な鍋とフライパンを用意しています。彼女らはスパゲッティを作る予定です。最初に、彼女らは点火したガスコンロの上に水を入れたフライパンを置き、水が沸騰したら、スパゲッティを入れます。問 1-4 はこの文章に関するものです。

1 料理の燃料としてどんな物質が使われていますか？
2 調理中、ガスコンロで燃焼が起こります。その燃焼には空気中のどんな物質が必要ですか？
3 ガスコンロでの燃焼によってどのような形のエネルギーが放出されますか？
4 燃焼した燃料は燃焼生成物を生成します。この燃焼生成物を透明な石灰水に通すと、それは白く濁ります。これはどんな燃焼生成物が存在することを示していますか？

図 39 は、ろうそくの燃焼を表す図であり、いくつかの単語が数字に置き換えられています。

5 どの数字が燃料を表していますか？
6 ある物質の存在を証明するために使用する物質を何と言いますか？

▼ 図 39

1 ＋酸素→水＋ 2 ＋エネルギー（3 と熱）

以下の選択問題に答えなさい。

1 空気の 99％を占める気体はどれですか？
   A 二酸化炭素と窒素
   B 二酸化炭素と酸素
   C 窒素と酸素

2 ヒトの呼気の組成を分析しました。図 40 のうち、どのグラフが吐き出された空気の組成を正しく表していますか？
   A グラフ A
   B グラフ B
   C グラフ C
   D グラフ D

▼ 図 40

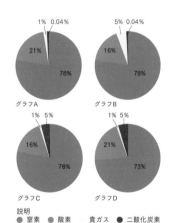

グラフA　グラフB　グラフC　グラフD

説明
● 窒素　● 酸素　● 貴ガス　● 二酸化炭素

3 空気中の水蒸気の存在は、図 41 に示した装置で証明できます。氷の温度が低いと空気中の水が容器内に残ります。装置 1 を使って 15 分間、口から空気を吸い込み、鼻から吐き出します。また、装置 2 で 15 分間、口か

ら空気を吐き出し、鼻から吸い込みます。そして、この15分間の呼吸の後では、装置1の容器よりも装置2の容器の方が、水分が多く残り、氷が多く溶けました。

この実験について、4つの意見が出ました。

1 体内で呼吸すると水が発生する。
2 吸い込まれた空気は、吐き出された空気よりも水分が少ない。
3 吸い込まれた空気は、吐き出された空気よりも冷たい。
4 体温は周囲の温度よりも高い。

これらの意見のうち、どれがこの実験からの結論になり得ますか？

A 1、2、3のみ
B 1、3、4のみ
C 2、3、4のみ
D 4つすべて

▼図41

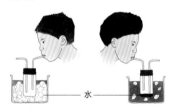

装置1　　　　　　　　　装置2

問題3

以下の問いに答えなさい。

ペチュニアは、多くの庭で見られる一年生植物です（**図42**）。様々な種類の色があり、購入することができます。ペチュニアは、花が咲いた後、花から種子を含む果実が成長し、果実が熟すると枯れます。種子を集めてそれらを保存しておけば、1月に再び蒔くことができます。種を保存している間に、死んでしまう種子もあり

ます。

1 発芽できる種子は酸素を使いますか？　また、死んでしまった種はどうですか？

A どちらの種子も酸素を使う
B 発芽できる種子だけが酸素を使う
C 死んだ種子だけが酸素を使う

▼図42

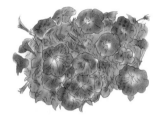

2 2人の生徒が自分の体の筋肉細胞の呼吸について述べています。
ブリジットは、筋肉細胞は常に呼吸している、と言っています。また、クロエは、筋肉が収縮する時だけ筋肉細胞が呼吸している、と言っています。どちらが正しいでしょうか？

A どちらも正しい。
B ブリジットだけが正しい。
C クロエだけが正しい。

3 動作をすると特定の筋肉が収縮します。それらの筋肉に流れ込む血液の温度は37℃ですが、筋肉から流れ出る血液の温度は、37℃以下、37℃、37℃以上のうち、どれでしょうか？

A 37℃より低い。
B 37℃に等しい。
C 37℃より高い。

4 生体の細胞内で一般的に使用されている燃料（エネルギー源）は何ですか？

A　グルコース
B　二酸化炭素
C　酸素

A　気管支
B　咽頭
C　気管
D　喉頭

問題 4

早春のある朝、太陽の下でカエルが池の端にいます。カエルの近くには小鳥がいます。水の中にも金魚がいます（**図43**）。3匹の動物は動いていません。
図43の動物について、以下の選択問題に答えなさい。

1　これらのうち、どれが恒温動物ですか？
　　A　金魚
　　B　カエル
　　C　小鳥

2　春の晴れた朝、空気の温度は池の水温より高くなります。
　　必要とする酸素量が最も少ないのは、どの動物でしょうか？
　　A　金魚
　　B　カエル
　　C　小鳥

3　どの動物が皮膚の下に脂肪の層を持っていますか？
　　A　金魚だけ
　　B　小鳥だけ
　　C　金魚とカエル

▼図43

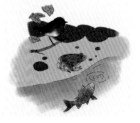

問題 5

以下の選択問題に答えなさい。
1　声帯は体のどこにありますか？

2　ある学生が他のクラスメートに、口から息をするよりも鼻から息をする方がなぜ健康的なのか質問してきました。
　　ジュディは、鼻からの呼吸は、口からの呼吸よりも吸い込まれた空気の中で細菌を締め出すのに優れているから、と答えました。また、リチャードは、鼻から息をするのは、口から息をするよりも多くの酸素を肺に取り込めるから、と答えました。
　　どちらの答えが正しいですか？
　　A　どちらも正しくない。
　　B　ジュディだけが正しい。
　　C　リチャードだけが正しい。
　　D　どちらも正しい。

以下は問3と4のためのものです。
図44は、咽頭の断面の概略図を示しています。それぞれがアルファベットで示され、さらに、口蓋垂と喉頭蓋それぞれの動きが1と2の数字で描かれています。

3　息をしている時は口蓋垂と喉頭蓋はそれぞれどの位置にありますか？

	口蓋垂	喉頭蓋
A	1	1
B	1	2
C	2	1
D	2	2

4　食べ物が間違った方向へ落ちたとき何が起こりますか？ また、それは何が原因で起こるのですか？
　　A　口蓋垂が間違った位置にあるので、食べ物はPに入る。
　　B　喉頭蓋が間違った位置にあるの

で、食べ物はPに入る。

C 口蓋垂が間違った位置にあるので、食べ物はQに入る。

D 喉頭蓋が間違った位置にあるので、食べ物はQに入る。

▼図44

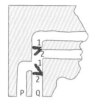

5 図45は、ヒトの気管および食道の断面の模式図です。

気管はRとSのどちらですか。また、背骨に近いのは、RとSのどちらですか?

	気管	背骨に近いのは
A	R	R
B	R	S
C	S	R
D	S	S

▼図45

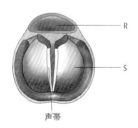

声帯

6 図46は、ヒトの呼吸器系の上皮の一部を大きく拡大した図です。Pの機能は何ですか?

A 入ってくる空気をチェックする。

B 吸い込んだ粉塵を抑える。

C 粘液を生産する。

D 粘液を咽頭に向かって動かす。

▼図46

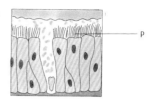

P

7 図47は、頭部の一部の断面図を示しています。図46のPで示された組織は、図47ではどの番号の部位にありますか?

A 4のみ

B 1と2

C 1と4

D 1、3、4

▼図47

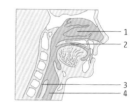

8 図48は、ヒトの呼吸器系の一部の模式図です。

番号が付けられた部位のうち、どれが軟骨で補強された気管壁を持っていますか?

A 1だけ

B 2だけ

C 1と2

▼図48

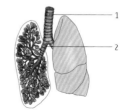

9 図 49 は、ヒトにおける肺胞および肺毛細血管を示しています。血流の方向は矢印で示されています。血液中の酸素と二酸化炭素の濃度は、P と Q の部位でそれぞれ測定されます。

図 50 のグラフのうち、どれがこれらの測定結果を正しく示していますか？

A グラフ 1
B グラフ 2
C グラフ 3

▼図 49

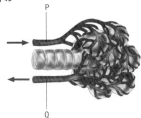

▼図 50

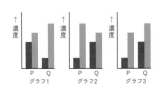

■ 酸素
■ 二酸化炭素

10 肺胞内の酸素量が最も高いのはいつですか？

A 吸気直後
B 呼気の直前
C 呼気中

問題 6

以下の選択問題に答えなさい。

1 普通に息を吸い込む時、肋骨と胸骨はどちらの方向に動きますか？また、その時、横隔膜はどちらの方向に動きますか？

	肋骨と胸骨	横隔膜
A	上	上
B	上	下
C	下	上
D	下	下

2 どんな呼吸方法の時に、腹部が前方に動きますか？

A 腹式呼吸で息を吸った時
B 胸式呼吸で息を吸った時
C 腹式呼吸で息を吐き出した時
D 胸式呼吸で息を吐き出した時

3 腹式呼吸で息を吸うと、次のことが起こります。

1 肺が大きくなる
2 空気が入る
3 肋骨と胸骨が上に動く
4 胸腔が大きくなる

これらのことが発生する正しい順序は、次のどれですか？

A 2-1-4-3
B 4-3-2-1
C 3-4-1-2
D 1-2-3-4

4 横隔膜が上に動いた時、胸腔が大きくなりますか、それとも小さくなりますか？ また、これにより息を吸い込みますか、吐き出しますか？

A 胸腔が大きくなり、吸い込む。
B 胸腔が大きくなり、吐き出す。
C 胸腔が狭くなり、吸い込む。
D 胸腔が狭くなり、吐き出す。

5 図 51 は、胸郭の 4 つの模式図です。赤い線は横隔膜の位置を示しています。

息を吐いた後の状態を示す図はどれですか？

A　　1と3
B　　1と4
C　　2と3
D　　2と4

▼図51

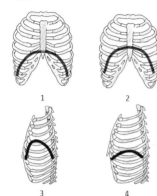

1　　　　　　　　2

3　　　　　　　　4

6　　横隔膜の筋肉が突然痙攣すると、しゃっくりが起こります。しゃっくりをしている時に息を止めたり少量の水を飲んだりすると、それらを止めることができます。

しゃっくりの時、横隔膜は上向きですか、あるいは下向きですか？　また、その時、息を吸っていますか、それとも吐いていますか？

	横隔膜の動き	吸っているか吐いているか
A	上向き	吸っている
B	上向き	吐いている
C	下向き	吸っている
D	下向き	吐いている

問題 7

以下の選択問題に答えなさい。

1　　喘息患者は重度の喘息発作で苦しみます。喘息発作の間、気管支の細い枝（細気管支）壁の筋肉は弛緩していますか、それとも収縮していますか？　また、喘息発作の際、気道の内側面は、非常に薄くなっていますか、それとも非常に厚くなっていますか？

	筋肉	表面
A	収縮	非常に薄い
B	収縮	肥厚する
C	弛緩	非常に薄い
D	弛緩	肥厚する

2　　2人の生徒が、どのように喘息発作が起こるかについて述べています。ルークは、空気中のほこりが喘息発作の引き金になる可能性があると述べ、スティーブンは、ストレスが喘息発作の引き金になる、と述べました。どちらが正しいですか？

A　　どちらも正しくない
B　　ルークだけが正しい
C　　スティーブンだけが正しい
D　　どちらも正しい

3　　喘息は喫煙によって引き起こされる可能性がありますか？　また、COPDはどうですか？

A　　両方とも、喫煙では引き起こされない。
B　　喘息だけが、喫煙によって引き起こされる。
C　　COPDだけが、喫煙によって引き起こされる。
D　　両方とも、喫煙によって引き起こされる。

4　　花粉症患者は、何に対してアレルギーがありますか？

A　　動物からの皮膚の薄片
B　　家庭内のほこり
C　　煙草の煙
D　　花粉粒

5 アレルギーを持っている人に現れる可能性がある3つの症状は、しゃく熱感、皮膚の発疹、およびかゆみです。アレルギー反応の結果として、これらの症状のどれが起こり得るのでしょうか？

A しゃく熱感と皮膚の発疹

B しゃく熱感とかゆみ

C 皮膚の発疹とかゆみ

D 3つの症状すべて

問題 8

次の各文が正しいか答えなさい。

1 煙草の煙の成分には、様々なガスが含まれています。

2 煙草の煙は1つの特定の発がん物質だけを含みます。

3 ニコチンは気道の繊毛を損傷します。

4 一酸化炭素はあなたの体の健康に良くない。

5 煙草の煙に含まれるニコチンは喫煙者の咳を引き起こします。

6 喫煙はニコチン依存性を引き起こします。

7 受動喫煙では、能動喫煙と同じ物質を吸い込みます。

8 店主は17歳の少年に煙草を販売することが許可されています。

9 全従業員が喫煙する会社の部署では、喫煙が許可されています。

10 喫煙者はニコチンに身体的に依存しているため、喫煙をやめることを難しくしています。

発展問題 9

以下の問いに答えなさい。

1 水路に生息している生き物には、マツモムシ、ツリガネムシ、およびゾウリムシがいます（**図52**）。これらのうち、どの動物が細胞膜を通してガス交換を行いますか？

1 ツリガネムシ

2 ミズムシ（マツモムシ）

3 ゾウリムシ

▼ 図52

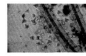

1   2

3

図53は、昆虫を描いたものです。呼吸器系の部分には文字Pが付いています。

問2と3は、この図に関するものです。

2 文字Pで示される部分を何と呼びますか？

3 文字Pの部位に、空気または血液が存在しますか？

▼ 図53

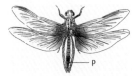

4 ハチがとまっている時（**図54**）、腹部が動いているのが見えます。この動きの機能は何ですか？

▼ 図54

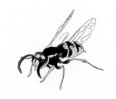

発展問題 10

図 55 のグラフは、ある人の様々な呼吸に対する肺の平均容量を示しています。図を使用して、以下の選択問題に答えなさい。

1   図には 4 つの番号付き矢印があります。どの矢印が呼吸量を示しますか？
   A   矢印 1
   B   矢印 2
   C   矢印 3
   D   矢印 4

2   図には何回分の呼気が表示されていますか？
   A   1
   B   6
   C   7
   D   12

3   この人の肺の最大容積はどれくらいですか？
   A   約 1 リットル
   B   約 2.4 リットル
   C   約 3.2 リットル
   D   約 4.2 リットル

4   この人の肺活量はどれくらいですか？
   A   約 1 リットル
   B   約 2.4 リットル
   C   約 3.2 リットル
   D   約 4.2 リットル

▼図 55

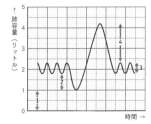

時間があれば応用に取り組むことができます。応用は、異なるトピックから選ぶことができます。このUnitの応用は 3 つのトピックからなっています。あなたの先生がどのトピックを選ぶべきか指示してくれるでしょう。

1 声帯

　声帯が喉頭に位置していることを学びました（**図56**）。**甲状軟骨**は喉頭の前面に位置しており、自分自身で触ることができます（アダムのリンゴ＝のど仏）。声帯は甲状軟骨の後方に位置し、振動させることができる 2 つの膜からなっています。**舌骨**は喉頭の上方に位置しており、舌骨に付着している筋肉には、舌を動かす筋肉も含まれています。

▼**図** 56 喉頭（図）

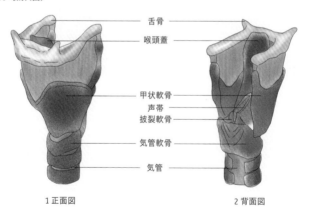

舌骨
喉頭蓋
甲状軟骨
声帯
披裂軟骨
気管軟骨
気管

1 正面図　　　　　2 背面図

　喉頭は2つの小さな**披裂軟骨**を含み、**声帯**は披裂軟骨
と甲状軟骨の間に位置しています（**図57**）。披裂軟骨は、
声帯が近づいたり離れたりすることを可能にし、そのこ
とで声帯をより狭く、あるいはより広げることができま
す。

　あなたが声を出そうとする時には、同時に声帯を閉じ
ようとします。呼吸をする時に通過する空気が声帯を振
動させ音が出ます。声帯がしっかりと伸展するとより早
く振動し、より高い音になります。このような音を認識
可能な音声に変換するためには、舌や歯、唇の位置と口
腔の形状のすべてが重要です。

▼図57

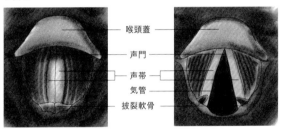

　喉頭蓋
　声門
　声帯
　気管
披裂軟骨

2 魚類の呼吸器官

　魚はえらで呼吸しています。ここでは、魚のえらの構造と働きについて学びます。魚の頭を調べ、えらを描き、これらの疑問に答えて下さい。

　魚のえらは、**鰓腔**内にあり、頭部のすぐ後方に位置しています。鰓腔は**鰓蓋**で覆われています。えらは**鰓弓**で構成され、多くの**鰓弁**が存在します。鰓弁は層板構造になっており、鰓弓の間には**鰓裂**が存在します（**図58**）。えらの層板構造には、多数の細い血管が含まれています。

▼ **図58** 魚のえら

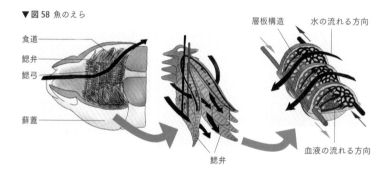

食道
鰓弁
鰓弓
鰓蓋
鰓弁
層板構造
水の流れる方向
血液の流れる方向

　層板構造の壁は非常に薄いのですが、すべてを合わせると非常に大きな表面積となります。これらの構造的特性は、水から素早く酸素を取り込み、血流に吸収されることを意味しています。二酸化炭素は速やかに血液から除かれ水中へ放出されます。

　わたしたちが呼吸を行うと、肺の空気は絶えず新鮮なものに入れ替わります。魚においても同様に、鰓腔中の水が絶えず入れ替わっています。水槽中の魚では、魚の口が開閉するときにそれがはっきりとわかります。また鰓蓋の開閉も見ることができます。

　魚が口を開けると、新鮮な水が口腔に流れ込みます（**図59.1**）。その後、魚は口を閉じ、口底が上方に動きます。そして、水は口腔からえらへ押し込まれます。水が鰓弁間を流れることでガス交換が起こります。

　その後、鰓蓋が開くことで水は外へ流れ出ます（**図59.2**）。その後、鰓弁が閉じることで、再び口を開けることができ、次の水が口腔内に流れ込みます。

▼**図59** 水の出入り

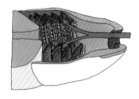 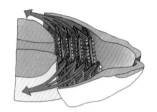

1　口が開くと、鰓蓋が閉じます：水は口腔内に流れ込みます。

2　口を閉じると、鰓蓋が開きます：水はえらの外へ流れます。

3 鳥類の呼吸器官

　他の哺乳類の肺は、ヒトと同様の構造をしています。胸腔が拡がることで、肺に空気が入り込み、縮小することで空気が排出されます。

　鳥の肺は異なる働きをします。ここでは、鳥の肺の構造とそれがどのような働きをしているかを学びます。

肺の構造

　鳥はくちばしの上部に2つの**鼻孔**(びこう)を持っています（**図60**）。鼻孔の後方には鼻腔のようなものがあり、鳥ではこれが鼻棚として知られています。鼻棚は、空気を温かく湿らせる場所であり、嗅覚もまた存在します。鼻棚は咽頭へつながり、気管が咽頭から肺へつながっています。肺は哺乳類のそれより小さく、肺胞は存在しません。肺はたくさんの小さな管からなり、その周囲は非常に小さな血管で覆われています。肺の周りには固定された気嚢(きのう)があります（**図61**）。

肺の働き

　鳥の呼吸器系は、哺乳類の呼吸器系とは異なります。鳥の肺の体積は変化せず、肺の周りの気嚢の体積が変化します。肺の前方部には多くの気嚢（前気嚢）があり、後方部にはさらに多くの気嚢（後気嚢）が存在します。吸気中、この気嚢が大きく拡がります。新鮮な空気は気管を通り後気嚢に流れ、続いて肺を通り前気嚢に送られます（**図62.1**）。呼気中、前気嚢中の空気は気管を通り、後気嚢中の空気は肺を通ります（**図62.2**）。気嚢は一種のベローズ（ふいご）として機能するため、豊富な酸素を含んだ空気は常に肺の血管を通過します。これは酸素や二酸化炭素の交換が、哺乳類より早く行われることを意味します。

▼**図60** 鳥の鼻孔

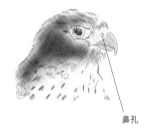

鼻孔

▼**図61** 鳥の呼吸器

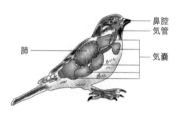

鼻腔
気管

肺

気嚢

▼**図62** 鳥の肺の働き

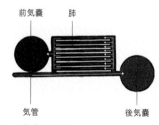

前気嚢　　肺

気管　　　後気嚢

1　吸気後の鳥の肺

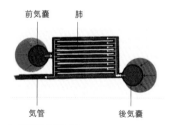

前気嚢　　肺

気管　　　後気嚢

2　呼気後の鳥の肺

Unit 2
栄養と消化

このUnitは、「栄養と消化」です。食品にはあらゆる物質が含まれています。この
Unitでは、あなたの食べる食物に、体に必要な栄養素がすべて入っていることを確
認する方法と、健康的に食べる方法を学びます。
地球は十分な食物を提供できます。それでも空腹になる人がいます。このことに
ついてわたしたちは何ができるかを学びます。例えば肉を食べる量を減らすなどです。
すべての栄養素が、単に吸収されるわけではありません。ほとんどの食物は、消化
器系で最初に分解される必要があります。消化とは何か、消化過程でどの臓器が機
能するか学びます。

1 食物と栄養素

　食物とは、食べたり飲んだりできるものです。食物は野菜や動物に
由来します（図1）。根、茎、葉、果物、種子は人間によって食物として
食べられます。これらが由来する植物は、一般的にこの目的のために特
別に栽培されています。

　動物性食物は、動物または動物由来物から作られます。あなたが肉を
食べる時、その肉は一般的にこの目的のために飼育された動物に由来し
ます。これら肉の一部は、例えばソーセージを作るために加工すること
もできます。卵と牛乳は動物由来物の例です。バター、チーズ、ヨーグ
ルトなど、あらゆる種類の乳製品を牛乳から作ることができます。

▼図1 食物

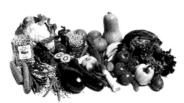

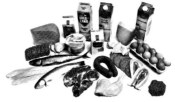

1　植物性食物

2　動物性食物

栄養素

　食物にはあらゆる種類の栄養素が含まれています。**栄養素**とは、食物
中の有用成分です。多くの植物性食物は、食物繊維を含みます。

食物繊維は、ヒトが消化できない植物の部分の総称です。栄養素は体内で様々な機能を持ちます（図2）。

基礎的栄養素は、体が成長して発達し、傷やその他の損傷を修復するために必要な栄養素の種類です。体で新しい細胞や組織を作るために、基礎的栄養素が使われます。

燃料とはエネルギーを供給する栄養素の種類です。Unit1では、呼吸は体のあらゆる細胞で行われていることを学びました。この形式の燃焼には、エネルギーを供給するための燃料が必要です。体内のすべての臓器は、機能するためにエネルギーを必要とします。エネルギーは体温を維持し、成長、発達、体の修復のために必要です。

▼図2

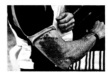

1 怪我をした時、体は新しい細胞を作るために基礎的栄養素を使用する。

備蓄は、基礎的栄養素や燃料としてすぐには必要でない栄養素です。これらは、必要になるまで体の色々な部位に蓄えられています。栄養素には、たんぱく質、炭水化物、脂肪、水分、ミネラル（塩）、ビタミンの6つの栄養素があります。健康を維持するためには、6つの栄養素すべてが必要です。特定のミネラルやビタミンが不足すると、病気を引き起こすことがあります。これが、ミネラルやビタミンが、予防物質としても作用すると言われている理由です。

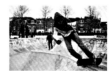

2 体はエネルギーを作るために燃料を使用する。

たんぱく質

たんぱく質は、体の重要な基礎的栄養素です。例えば、細胞が形成される時に多くのたんぱく質が使われます。基礎的栄養素として使用されないたんぱく質は、燃料として使用され、たんぱく質は蓄積されません。

図3の食料品は、多くのたんぱく質を含んでいます。

▼図3　たんぱく質を多く含む食品

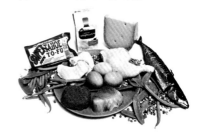

炭水化物

炭水化物（たんすいかぶつ）はグルコース、糖、でんぷん、グリコーゲンを含みます。炭水化物は主に燃料として使用されますが、基礎的栄養素や備蓄としても機能します。血液中のグルコース濃度が高い場合、グルコースはグリコーゲンに変換され、肝臓と筋肉に蓄積されます。グルコース濃度が低下すると、グリコーゲンはグルコースに変換され、その後血流に放出されます。

▼図4　炭水化物を多く含む食料品

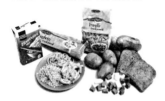

図4は炭水化物を多く含む食料品です。例えばジャガイモは多くのでんぷんを含み、ジャムは多くの糖分を含みます。動物性食物は、一般的に炭水化物を多くは含みません。

脂肪

脂肪（しぼう）は主に燃料として使用されますが、基礎的栄養素または備蓄としても機能します。

脂肪を多く含む食事をする必要はありません。必要以上の脂肪を摂取すると、それは備蓄として、例えば皮下に蓄積され、皮下脂肪が多くなります。

図5は、脂肪を多く含む食料品です。

水分

すべての生物は、主に水分（すいぶん）で構成されています。例えば人体の約60％は水分です。そのため、水分は体において重要な基礎的栄養素です。水分は体内での物質の輸送に重要な役割を果たしています。体内のほとんどの物質は、水に溶解している場合にのみ適切に輸送されます。血液は主に水分で構成されています。水分なしではわたしたちは長くは生きられません。

すべての飲み物、果物や一部の野菜などの食品は、多くの水分を含みます（図6）。

▼図5　脂肪を多く含む食料品

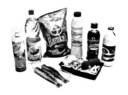

▼図6　水分を多く含む食料品

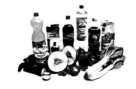

ミネラル（塩分）

ミネラルはしばしば塩分（えんぶん）とも呼ばれます。すべての種類のミネラルが、基礎的栄養素として必要です。例えば、強い骨を作るためにはカルシウムが必要です。リン酸カルシウムは強い骨を作り出しますが、ミネラルもまた予防作用を有しています。

図7はミネラルを多く含む食品です。毎日少量のミネラルが必要です。通常、健康的な食事には多くのミネラルが含まれています。実際のところ、わたしたちは多くの塩を使いすぎています（図8）。

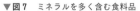

▼**図7**　ミネラルを多く含む食料品

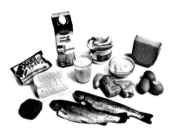

▼**図8**

塩分過多で年間 5000 人死亡

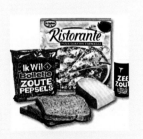

塩分過多が原因で、オランダでは毎年約5000人が死亡しています。これは、ワーゲニンゲン大学とオランダ消費者協会の研究者が出した結論でした。平均的な消費者は、1日に約8－10グラムの塩を摂取していると推定されます。これは、保健協議会が標準として推奨している6グラムよりもかなり多い量です。1日6グラムが基準であれば、脳卒中や心臓発作で死亡する人の数は5000人を超えません。それでも、1日6グラムの基準を守ることは困難です。なぜなら食品メーカーが、多くの塩分を食品に加えているからです。

ビタミン

ビタミンは、基礎的栄養素として使用することも、予防的な役割を持つこともできます。もし十分なビタミンを摂取できなければ、病気になるでしょう。しかし、ビタミンを大量に摂取しても、病気になります。

▼図9 ビタミンを多く含む食物

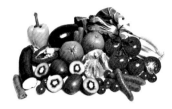

通常、健康的な食事には十分なビタミンが含まれています。したがって、余分なビタミン（ビタミン剤など）は、医師が処方した場合にのみ使用するのが最適です。

ビタミンは文字により区別されています。重要なビタミンはA, B, C, D, Kです。例えばビタミン Aは、皮膚を生成し、よい視力のために必要です。ビタミン Dは骨がリン酸カルシウムを取り込むのを助けます。

図9はビタミンを多く含む食料品です。

▼図10

ハンガーノック

アスリートは、炭水化物と脂肪からエネルギーを得ています。炭水化物は、脂肪よりも迅速にエネルギーを供給します。そのため、ロードレーサーは山道を登るなど、激しい運動をする時、自身に蓄積された炭水化物に依存しています。体はグリコーゲンとして炭水化物を蓄積します。問題は、わたしたちの体には、グリコーゲンを蓄積するための比較的小さなリザーバーが、2つしかないことです。それは、肝臓と筋肉です。

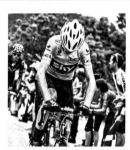

2013 年のツールドフランスで優勝したクリス・フルーム選手は、2013 年 7 月 18 日ラルプデェエズの山道を登っている間、ハンガーノックの状態だった。

肝臓と筋肉に蓄積されたグリコーゲンの量は、わずか1時間か2時間の激しい運動をするだけしかありません。そのため、ロードレーサーは各段階で、それらを補充する必要があります。脂肪の燃焼だけでは、山を登るために必要なエネルギーが迅速に生成されません。グリコーゲンの蓄積がなくなると、ロードレーサーは「ハンガーノック」と呼ばれる状態となります。ハンガーノックとは、体が脂肪燃焼に切り替わり、使い果たすとわずか数分で意識を失う可能性があります。

2 でんぷんとグルコースの検査方法

多くの食品の栄養成分は検査され、パッケージに記載されています（**図11**）。

いくつかの食品を検査して、どのような栄養素が含まれているかを自分で調べることができます。ここでは、でんぷんとグルコースについて調べてみることにします。

▼図11

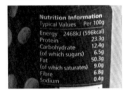

でんぷんは、ヨウ素液を使って調べることができます（**図12**）。

Unit 1で学習したように、検査に使う物質のことを、指示薬と呼びます。ヨウ素液はでんぷんの指示薬です。

グルコースの検査には、検査用の試験紙／ストリップを指示薬として使います（**図13**）。試験紙には色が変化する試薬が含まれています。医師はこれと同じ試験紙を尿中のグルコースの検査にも使用します。

▼図12 でんぷんが含まれていることの検査

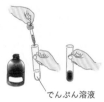

でんぷん溶液

▼図13　グルコースが含まれていることの検査

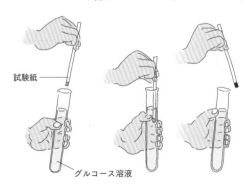

試験紙

グルコース溶液

3 健康的な食品

　健康であるためには、良い栄養が必要です。健康的な栄養の基本は変化<small>(へんか)</small>に富んだ食事をすることです。健康的な食生活を送るには、食品を正しい割合、正しい量で食べたり飲んだりすることが大切です（**図14**）。また、安全な食品を摂取することも重要です。食品は病原菌に汚染されていることもあります。**食中毒**<small>(しょくちゅうどく)</small>は、化学物質や細菌あるいはその他の微生物に汚染された食品を食べることによって引き起こされます。

▼ 図 14

リューマチには脂ののった魚

　脂ののった魚を少なくとも週に1回食べる人は、関節リューマチにかかる確率が52% 低いというデータがあります。これは、32000人以上の女性を対象にした、スウェーデンで行われた研究で明らかになりました。関節リューマチは、関節の炎症状態が慢性的（永続的）に続く状態です。サバ、鮭、ニシンなどの脂の多い魚は、炎症を抑えるオメガ3脂肪酸を比較的多く含みます。もちろん、食べすぎはいけません。環境汚染によって、脂の多い魚はダイオキシンや重金属などの、有害な物質を含むこともあります。ですから、オランダ栄養センターは、最大で週に4匹まで（最大で600g）を食べるように推奨しています。

健康的な食生活のためのアドバイス

　オランダ栄養センターは、健康的な食生活のための「5品目の輪」（図15）と「5つの習慣」（図16）を作成しました。5つの輪は5つのセクションに分けられ、それぞれ日常的に必要な食品のグループが示されています。それぞれのセクションの食品を毎日食べると、必要な栄養をすべて摂ることができます。そして、小さなセクションの食事よりも、植物由来の食品を含む大きなセクションの食品をより多く摂るべきです。

▼**図 15** 「5 品目の輪」

Section 1

野菜とフルーツを毎日たくさん食べましょう。これらの食品からは、特にビタミンCや食物繊維を摂取できます。

Section 2

パンとジャガイモ（あるいは、米、マカロニ、スパゲッティ、豆、クスクスなど）をたくさん食べましょう。これらの食品からでんぷん、植物性たんぱく質、ビタミン、ミネラル、そして食物繊維などを摂取できます。より黒い色の食品は一般的に優れていて、例えば、玄米、玄米パン、全粒粉マカロニなどです。これらは食物繊維を多く含んでいます。

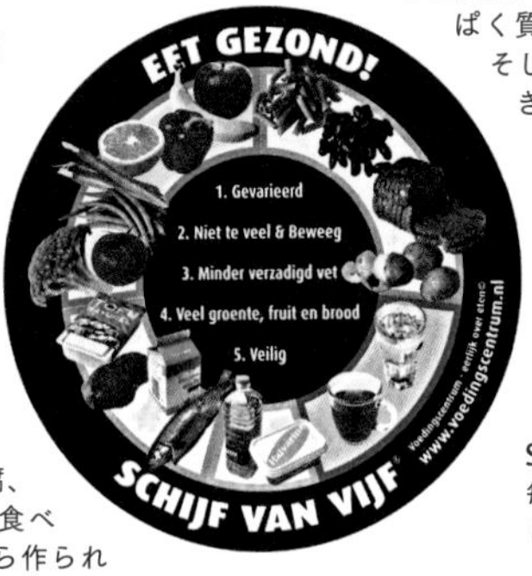

Section 3

牛乳を毎日飲んで、そしてチーズ（あるいは他の乳製品）を毎日摂り、加えて、赤身の肉、肉製品、鶏肉、魚、卵、豆腐、または他の代用肉製品を食べましょう。豆腐は大豆から作られていて、肉の代わりに食べられることもあります。Section 3 に含まれる食品からは動物性たんぱく質、ビタミン、ミネラル（カルシウムや鉄分を含む）を摂取することができます。ハーフスキムミルクや、低脂肪性のヨーグルトなど、脂肪分が少ない製品を食べる方がいいでしょう。脂の多い魚は、週に 2 回にしましょう。

Section 5

毎日十分な水分を摂りましょう。

Section 4

マーガリン、ライトマーガリン、あるいは油などを毎日摂取しましょう。これらの食品は脂質とビタミンを供給します。脂質の使いすぎはやめましょう。動物性の脂肪より、植物性の脂肪を使う方がいいでしょう。

▼**図 16** 「5 つの習慣」

健康的な食生活のために

1 いろいろなものを食べましょう

— 毎日、5 品目の輪のそれぞれの品目に含まれるものを食べましょう。

2 食べ過ぎず、運動をたくさんしましょう

— 1 日 3 回良い食事を摂り、3-4 回以上のおやつは控えましょう。

3 飽和脂肪酸を食べ過ぎないようにしましょう

— 飽和脂肪酸を食べ過ぎないように。動物性脂肪は、飽和脂肪酸を特に多く含みます。

— 不飽和脂肪酸を多く含むライトマーガリンや液体油脂を選びましょう。

4 野菜、果物、パンをたくさん食べましょう

— 野菜、果物、パンは高エネルギー成分は少なく、栄養素を多く含みます。すぐに満腹感を得ることができます。

5 安全に食べましょう

— 食中毒を避けるために、食物の衛生に気を付けましょう。

4 どのくらいが健康的？

わたしたちの体は、食物を、体を作ること、燃料、備蓄、そして体を守るために使います。これらのことを行うために、どれだけの食物が必要かが決まります。

エネルギー

食物の大部分は燃料として使われ、体が必要とするエネルギーを供給します。エネルギーの単位は**ジュール**(J)です。1キロジュール(kJ)は1000ジュールです。以前に使われていた単位、**カロリー**(cal)は今でも広く使われています。1キロカロリー(kcal)は1000カロリーです。

これらの単位は、以下の計算式によって変換することができます。

> 1 kcal = 4.2 kJ

1人が1日に必要とするエネルギーの量は様々な要因、例えば、**性別**、**年齢**、**体の大きさ**、そして**運動量**などによって異なります。**気候**や**季節**も重要な要因です。気候が温暖な時には、体を温かく保つために必要なエネルギーは少なくて済みます。

男子(男性)は一般的に、女子(女性)よりも多くのエネルギーを必要とします。成長期には、より大きなエネルギーが必要となります。体が大きい方が、より多くのエネルギーを必要とします。

スポーツなどの運動をする際には、睡眠時よりもより多くのエネルギーを必要とします。

大人では、必要なエネルギー量は仕事の種類に強く影響されます。例えば、力仕事をする人は、オフィスで働く人よりも多くのエネルギーが必要です。また、老人が必要とするエネルギーの量は少なくなります。表1に、一生の様々な場面やライフスタイル(生活様式)に応じた平均的なエネルギー必要量を示しています。

▼表1 1日当たりの平均的エネルギー必要量(単位：キロ・ジュール)

キロ・ジュール / 日

14−18歳の少年	
比較的活動的でないライフスタイル	12100
活動的生活	13800
14−18歳の少女	
比較的活動的でないライフスタイル	9200
活動的生活	10500
31−50歳の男性	
軽い肉体労働	10500
重労働	12100
31−50歳の女性	
軽い肉体労働	8400
重労働	9500

　図17 は様々な活動に必要な、おおよそのエネルギーを示しています。休んでいる時にもエネルギーが必要だ、ということにも注目してください。

▼図17　様々な活動に必要なエネルギー量（kJ）

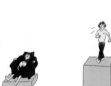
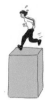
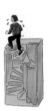
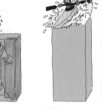
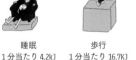
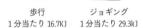

睡眠	歩行	ジョギング	階段を上る	手漕ぎボートレース
1分当たり 4.2kJ	1分当たり 16.7kJ	1分当たり 29.3kJ	1分当たり 46.1kJ	1分当たり 54.4kJ

バランスはとれている？

　エネルギーの摂取量とエネルギーの消費量が均等、つまりバランスがとれていれば、あなたの体重は変化しません（**図18**）。

　オランダの多くの人はこのバランスがとれていません。脂肪を多く含む食物を食べ過ぎているにもかかわらず、運動をあまりしていません。つまり、消費するよりも多くのエネルギーを摂取しているのです。この栄養素は体に蓄えられます（特に脂肪として）。ですから、多くの人が肥満になり、その**肥満**に苦しめられています（**図19**）。体重は親から受け継いだ**体質**にも関係しています〔単に他の人よりも重かったり、厚い脂肪層を持っているだけのこともあります〕。

▼図18　バランスはとれている？

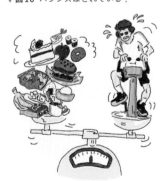

　肥満の人は、**心臓血管疾患**と特定の**糖尿病**（2型）のリスクが顕著に高い傾向があります。肥満は関節にも良くありません。**関節**にかかる荷重が大きすぎるため、関節に関する症状が特に、背中、首、膝、足首、そして足により早く出る可能性があります。

▼ 図19

7人に1人が肥満

1980年代の初めには、1400人の中学生のうち100人が肥満でした。現在では210人に増加しています。これは憂慮すべき増加です。なぜなら、加齢とともに肥満になる可能性が高まるからです。ですから肥満の青少年にとっては、よくある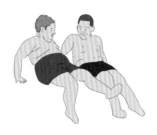「年に数ポンド」体重が増えるということが、特にリスクの高いことなのです。

肥満の人は、何らかの疾患にかかるリスクが顕著に高い、という研究結果が示されています。十分な運動をし、スポーツクラブに参加し、TVを控えめにし、コンピュータの使用時間を短くし、食べる量を少なめにし、そして健康的な食事をすることが推奨されています。これは、特に一定の若者にとっては難しいことです。もし両親とも肥満の場合、その子供たちが肥満である確率は9倍も高くなります。肥満になりやすい体質に加え、食習慣も大きく影響します。

体重が軽すぎる場合、低体重と呼ばれます。低体重であることは、健康な状態ではありません。十分なビタミンやミネラルを摂取しないと、病気にかかりやすくなったり、貧血になりやすくなります。栄養失調は、特に発展途上国において、たんぱく質の不足が原因となります。小さな子供が十分なたんぱく質を摂取しないと、成長や発達が遅くなり、脳がダメージを受け、腹が膨れることもあります（図20）。

あなたの体重

あなたの体重が健康的かどうかは、肥満度指数（BMI）によって測ることができます。BMIは、体重（kg）を身長（m）の二乗で割ることで計算できます。

▼ 図20 たんぱく質の不足による膨張したお腹

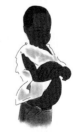

式は：

$$BMI = \frac{体重（kg）}{身長^2（m^2）} = kg／m^2$$

例： ジャックの体重は70kgで身長は1.73mです。
身長 x 身長：1.73mx1.73m ＝ 2.9929m²
BMI ＝ 70kg ÷ 2.9929m² ＝ 23.4 kg／m²

　大人では、BMIが20から25の間であれば健康的な体重だと言えます。でもあなたの年齢では、まだ（ぐんぐん）大きくなっているので、あなたのBMIデータは慎重に判断しなければいけません（**表2**）。下の図からBMIを読み取ることができます（**図21**）。

▼**図21**　肥満度指数を読み取る

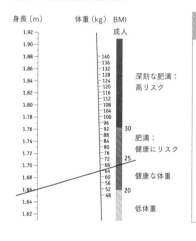

どうするの？

1 あなたの身長を左側の線から見つけます。

2 真ん中の線からあなたの体重を見つけます。

3 上の2点を定規を使って線で結び、右にさらに伸ばします。

4 カラーバーからBMIを読み取って、あなたの体重が大丈夫か判断するか、表2を使います。

注）体重の1-2kgのばらつきは普通です。

▼**表2** 若者の肥満度指数

	男子 BMI			女子 BMI		
年齢	12	13	14	12	13	14
低体重	< 15	< 16	< 16	< 16	< 16	< 17
健康的な体重	15 － 21	16 － 22	16 － 23	16 － 22	16 － 23	17 － 23
肥満	21 － 26	22 － 27	23 － 28	22 － 27	23 － 28	23 － 29
深刻な肥満	26 <	27 <	28 <	27 <	28 <	29 <

健康的な量

どのくらいの量の食物が、あなたにとって健康的なのかを正確に言うのは困難です。図22はあなたが必要とする、平均的な量を示しています。あなたはそれよりももう少し多い、あるいはもう少し少ない量が必要かもしれません。

あなたは、ほとんどのエネルギーを食事から摂取しています。でも、おやつもエネルギーを供給していることを忘れてはいけません（**図23**）。

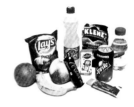

▼図23　スナック（おやつ）

▼図22　推奨される1日の食物量

忘れないように 健康的な食生活として、1日に必要な平均的な食べ物の量		
	12-18歳	大人
パン	5-7切れ（あるいは相当量）	6-7切れ（あるいは相当量）
ジャガイモ、米、マカロニ、スパゲッティ、豆類、クスクス	4-5切れ、または1杯（200-250g）	4-5切れ、または1杯（200-250g）
野菜	3-4杯（150-200g）	4杯（200g）
フルーツ	フルーツ2切れ	フルーツ2切れ
牛乳と乳製品	4杯（600ml）	3杯（450ml）
チーズ	1切れ（20g）	1.5切れ（30g）
赤い肉、魚、卵、鶏肉、豆腐、加工肉	100-125g	100-125g
パンに塗るマーガリン	1切れにつき5g	1切れにつき5g
料理用の油	15g	15g
飲み物（牛乳含む）	1-1.5L	1.5-2L

もしもあなたが、必要量よりも少ないエネルギーしか摂取しなかったら、あなたの体は備蓄を使い始めます。その結果、あなたの体重は減少します。肥満の人は食べる量を減らしたり、食事を摂らないことで痩せ始めます。これはあまりいいやり方ではありません。もしあなたが痩せたいのならば、図24にある5つの方法のうちの1つを選ぶのが最良の方法です。

あなたの食生活が、ここで推奨されている健康的な食習慣に沿っているかを判断するのは、そんなに簡単ではありません。あなたの食習慣が、健康的かどうかを正しく評価するためには、しばらくの間食べたり飲んだりしたものの記録を取らなければなりません。正しい比較をするためには、あなたの性別と体重も考慮する必要があります。

▼図24

正しく痩せる

方法1から5になるにしたがって、より厳しい方法になっています。
1 普通の量を食べて、もっと運動をしましょう。
2 もしおやつを食べるなら、脂肪や炭水化物の少ないものを選びましょう。
3 推奨される量だけを食べましょう。パン、果物、野菜はより多く、肉やチーズは少なめにしましょう。
4 推奨される量の一番少ない量を食べるようにしましょう。
5 食事の間におやつ（スナック）を食べるのをやめましょう。十分な水やお茶、コーヒー（砂糖なし）、または「ライト」なソフトドリンクを飲みましょう（ただし、「ライト」なソフトドリンクは飲みすぎないように。すべてのソフトドリンクは歯に悪いので）。

摂食障害

体重が減りすぎて、深刻な低体重になってしまう人もいます。これには何かの病気などの様々な原因が考えられます。しかし多くの場合、雑誌やインターネット、TVを基準として、自分の見た目をよくしたいという思いから起こります。しかし、この基準はどこでも同じではなく、文化によって異なります（図25）。

▼図25 トップモデル

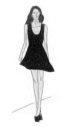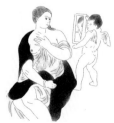

1 現在   2 17世紀（ルーベンス）

　なかには太りすぎではないのに、自分は太っていると感じる人達がいます（**図26**）。極端に体重を減らしたり、体重が増えることを気にしすぎる人は、**拒食症**にかかっています。体重を極端に減らしてしまうことは、十分な栄養が摂取できていない危険性があります。十分なエネルギーを摂取できていないので、最後には無気力で、活動的でなくなってしまいます。様々な疾患にかかりやすくなり、胃や歯に問題が出てきます。拒食症患者の 15 ％は死に至ることもあります。拒食症は**摂食障害**の一例です。

　多食症の人も、太りすぎることを心配しすぎて、十分な食事を摂っていませんが、よく大食いをしてしまいます。そのあと食べたものを吐いてしまうか、多量の下剤を飲んでしまいます。

　過食症（**BED**）の人も同じように食べ過ぎることを繰り返しますが、吐いたり、下剤を使うことはありません。その結果、体重が大幅に増加します。同じ人に、様々な摂食障害が異なる時に現れることもあります。

　摂食障害は思春期の少女や若い女性に主にみられますが、男性や少年にも現れることがあります。摂食障害の原因はしばしば精神的なものです。摂食障害を抱えている人は自己評価が低く、自分の体重や見た目に否定的です。そのため、ダイエットは助けになりません。きちんとした専門家からのサポートを、一刻も早く受けることが重要です。そうすれば回復する可能性も高いのです。秘密を保った上で、かかりつけ医（GP）と話をするのが良い第一歩です。

▼**図26**

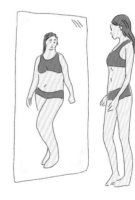

▼図 27

栄養士

「こんにちは。私はこのヘルスセンターで栄養士として働くカレンです。私は、病気のためにアドバイスを必要としている患者さんのために仕事をしています。患者さんには、例えば糖尿病だったり、肥満の方、低体重の方などがいます。他にも、健康な人が食生活を見直したい時に、アドバイスを与えたりします。例えば妊娠中の方や、無理のない範囲で痩せたい方などです。

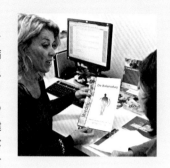

　最初の相談では、なぜ私のところに来たのかについて話をします。彼らの食習慣を検討して、何が問題なのかを見極めます。そして、どう対処することができるかを考え、治療プランを作成します。フォローアップでその後の様子を確認し、新たに出てきた問題に対する解決策を考えます」。

5 食物について考える

オランダにはすべての人に十分な食物が
あり、誰も空腹に耐える必要はありません。
これは世界のすべての国でいえることでは
ありません。とくに、発展途上国では多く
の人々が栄養失調です。これらの国の人々
は、周囲に十分な食物がない、もしくは、
十分な食物を購入できないために、十分に
食べることができません。

▼図28　栄養失調

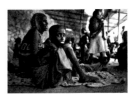

成人が最低限必要なエネルギーの総量は、1日に約7100 kJ（1700 kcal）で
す。そして、これはほとんど活動していない人の場合であり、肉体労働を
する人では、1日に少なくとも約1万4000 kJ（3400 kcal）が必要です。特に、
発展途上国では、機械が不十分で重労働を必要とされる人が多いため、た
くさんのエネルギーが必要です（例、農業など）。

国際連合食糧農業機関（FAO）と世界保健機関（WHO）は、普通に生活して
仕事するには1日に平均して約9450 kJ（2250 kcal）が必要であると計算し
ています。図29には、世界各国の人々の1日当たりの平均エネルギー摂
取量を示しています。

ある国では、いまだに飢餓で亡くなる人々（ほとんどの場合子供）がいま
す。地球にはすべての人に十分な食物があるにもかかわらずです。しかし、

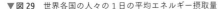

▼図29　世界各国の人々の1日の平均エネルギー摂取量

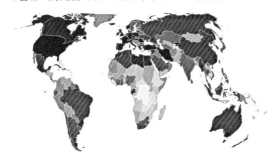

< 6700 kJ
6700–7500 kJ
7500–8400 kJ
8400–9200 kJ
9200–10,000 kJ
10,000–11,000 kJ
11,000–12,000 kJ
12,000–13,000 kJ
13,000–14,000 kJ
14,000–15,000 kJ
> 15,000 kJ
データなし

その食物は等しく分けられている訳ではありません。食物がたくさんありすぎて、処分する国すらあります。それはオランダでもあることです。時には、ヒトのための食物が動物のえさとして使われることすらあります。

　発展途上国の人々は、オランダの人々と比べて、より自然に頼っています。わたしたちはビニールハウスで食物を育てることができます。穀物庫や巨大冷蔵庫に、食物を保存することもできます。そして、作物を完全に収穫できないということはありません。また、高い**輸送技術**を持っているため、食物を原産地から他の地域に届けることができます。これは、発展途上国と大きく異なるところかもしれません。発展途上国での収穫は、定期的に長期の干ばつによる被害を受けます。このような事態には、金銭的介入で援助します。これにより、多くの人が餓死することを防ぐことができます。しかし、なによりも重要なのは、発展途上国の人々自身に問題解決をさせて、より良い**農業技術**を身に付け、輸送法も改善させ、再びすぐに同じ失敗をしないようにすることです。

　栄養失調は、食べる量が少ないという理由でのみ起こることではありません。ある特定の栄養不足も栄養失調を引き起こします。発展途上国においては、特に、栄養失調はたんぱく質不足で起きます（**図30**）。食物中のたんぱく質が十分量でなければ、人々は衰弱し疲労感を感じます。そうなると、もはや、勉強したり働いたりする気力もなくなり、やがて病気になります。栄養失調は先進国でも起きています（**図31**）。

▼**図30**　1日のたんぱく質摂取量（1人1日当たりのグラム）

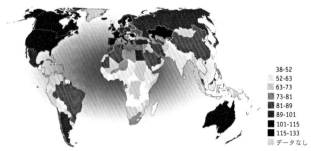

38-52
52-63
63-73
73-81
81-89
89-101
101-115
115-133
データなし

▼図31

ジャンクフードにより引き起こされる栄養失調

ハンバーガー、フライドポテト、ソーセージ、ポテトチップス、ケーキやお菓子などのジャンクフードが好きな人もいます。それも良いかもしれません。しかし、健康的ではありません。これらを食べ過ぎると、栄養失調に陥ってしまう可能性が高くなります。それは、ジャンクフードには、ビタミンやミネラルといった栄養素が含まれない代わりに、脂質を多量に含んでいるためです。中程度の栄養失調では、すぐに、脱毛、無気力、筋力低下、過食になってしまいます。

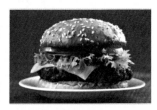

菜食主義

菜食主義者は屠殺により得られた食物は食べません。「菜食主義者」の中には、哺乳類や鳥類は食べないけれど、魚介類を食べる人もいます。ビーガンは動物由来のものは一切食べません。彼らが肉を一切、もしくは少量しか食べないのには理由があります。ある菜食主義者は、生物に対する畏敬の念から菜食主義を実践しています。彼らは動物を殺すことや、動物の飼育方法に反対しています。また、ある人は、肉に含まれる脂肪や残留薬物などの健康面での理由で、菜食主義を実践しています。豚熱、狂牛病、口蹄疫のような病気のために、肉に不信感を抱く人も増えています。宗教的な理由で菜食主義の人もいます。また、環境のために、肉を食べる量を減らしたり、食べないでいたりする人もいます。

世の中には、世界中の食糧事情に良いからという理由で菜食主義をしている人もいます。動物たんぱく1kgのために、動物は10kgの植物を摂取する必要があります。わたしたちはそんなにたくさんの植物を食べられないのではないでしょうか？　しかしながら、わたしたちが食べられる草原の一部で畜産物が育てられているのは事実です（図32）。

味が嫌だから、あるいは値段が高いからという理由で肉を食べない人もいます。

　もし、あなたが肉を食べないで、高たんぱく質を摂るようにしたら、脂肪よりも炭水化物の消費があがります。この欠点は、これらの食物からは、体が鉄を吸収しにくいことです。ビタミン C は鉄の吸収を促します。菜食主義者は、たくさんの果物や野菜を食べなくてはならない、と言われるのはこのためです。ビタミン B_{12} は、すべての植物性食物において稀少ですが、牛乳や乳製品には含まれています。菜食主義者が好んで購入するビタミン B_{12} の錠剤もあります。

▼図32

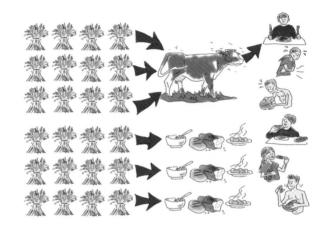

　近年、**代用肉製品**は、ほとんどの食料品店で見つけることができます。これらの製品は肉によく似ています。見た目だけでなく、味も食感も栄養価に関しても肉に似通っています。代用肉製品は、鉄、たんぱく質、ビタミン B 類が豊富です。これらのほとんどが、大豆や穀物からできています（**表3**）。バレは牛乳から、クォーンはマッシュルーム関連菌から作られた代用肉製品です（**図34**）。世界的および環境的な食品事情は、このような代用肉製品へスイッチすることで良くなるでしょう。

▼図33　代用肉製品

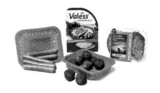

▼表3　肉や野菜に代わる栄養量

	たんぱく （100gにつき）	鉄 （100gにつき）	ビタミン B1 （100gにつき）	ビタミン B12 （100gにつき）
卵（ゆで卵、平均）	12.9g	2.1mg	0.01mg	1.1 μg
挽肉（牛豚合挽き）	17.5g	1.5mg	0.18mg	1.5 μg
チーズ （48％脂質、平均）	24.5g	0.3mg	0.03mg	1.5 μg
木の実（混合）	22.7g	3.3mg	0.18mg	0.0 μg
豆類（調理済）	7.5g	2.0mg	0.0 mg	0.0 μg
クォーン（代用肉）	14.0g	0.7mg	0.10mg	0.2 μg
ステーキ	28.3g	2.0mg	0.04mg	1.8 μg
グルテンミート	22.1g	1.9mg	0.03mg	0.0 μg
豆腐	12 g	2.0mg	0.06mg	0.0 μg

▼図34

培養された肉のハンバーガーが紹介された

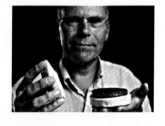

　2013年、オランダの研究者マーク・ポストは、培養肉を使った初めてのハンバーガーを紹介しました。そのハンバーガーはマーストリヒトにある研究所で、牛の細胞から培養された40億個の細胞からできています。ひとかけらの肉を作るために必要な細胞を育てるのに3カ月かかり、100gで25万ドルかかりました。

　ポストたちは、牛から筋肉になる予定の細胞を分離し、培養皿内で、牛の血液から取り出したたんぱく質や糖質を含んだ培養液の中で培養しました。彼らは、また、組織が育ちやすいようにこれらの細胞をゲルに混ぜ込みました。最初の培養ハンバーガーは脂質を含んでいないので、肉はあまりジューシーではありませんでした。彼の方法がうまくいけば、培養肉を使った肉の塊を作るのが可能になります。「あと10年はかかると思うが、私は培養肉が最終的にはスーパーマーケットの棚に並ぶと思っています」とポストは言っています。

6 消化器系

　図35はヒトの消化器系の模式図です。消化器系は、大部分が口から肛門までの一連の長い管、**腸管**からなります。

　消化器は、食物からの栄養素が血流に吸収される臓器です。食物の中には、腸管壁を通過して血中に取り込まれるものもあります。グルコースやミネラル、ビタミンや水がそうです。他の栄養素、例えばたんぱく質、大部分の炭水化物（糖分やでんぷん）や脂肪は取り込むことができません。これらの栄養素は速やかに消化される必要があるため、血液に吸収される**消化産物**に変換されます。**消化**とは、腸管壁を通過できない栄養素を、血流に吸収されやすいように変換することです。

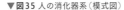

▼**図35** 人の消化器系（模式図）

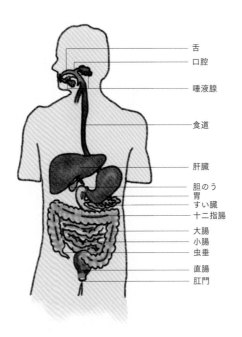

舌
口腔
唾液腺
食道
肝臓
胆のう
胃
すい臓
十二指腸
大腸
小腸
虫垂
直腸
肛門

消化液

　消化は消化液によって行われます。唾液や胃液は消化液の1つです。消化液は消化腺で作られます。ヒトの消化腺は、唾液腺や胃の内壁、十二指腸壁、肝臓およびすい臓の分泌腺です。

　消化中は様々な化学反応が行われます。栄養素は、ほかの化合物（消化産物）に変換されます。消化液にはたくさんの酵素が含まれます。酵素は消化を速やかにしてくれます（図36）。食物のすべてが消化されるわけではなく、食物繊維などの消化されなかった未消化物は、肛門から体外に排泄されます。

▼図36 酵素は栄養素を消化するのを助けてくれます。

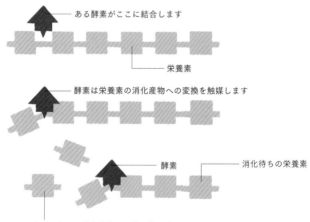

ある酵素がここに結合します

栄養素

酵素は栄養素の消化産物への変換を触媒します

酵素

消化待ちの栄養素

小さくなった消化産物は、十二指腸壁を通過できるようになり、そこから血中に吸収されます

▼図37 内輪筋と外縦筋（模式図）

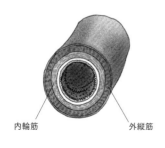

内輪筋

外縦筋

ぜん動運動

　全腸管壁に沿って、内輪筋と外縦筋があります（図37）。これらの筋肉が交互に収縮すると、一連のぜん動運動が生じ、全体のぜん動運動につながります。ぜん動運動は、食物を腸に沿って動かし、それをこねて、消化液と完全に混合します。

　図38にぜん動運動がどのように行われるのかを示します。食塊のすぐ前の内輪筋が弛緩し、外縦筋が収縮します。それにより、腸のその部分の幅が広がります。食塊のすぐ後ろでは、逆に内輪筋が収縮し、外縦筋が弛緩します。それにより、腸のその部分での幅は狭くなります。ぜん動運動は、自転車タイヤのゴムチューブとピンポン玉を用いて再現することができます（**図39**）。

▼**図38** ぜん動運動（模式図）　　　　　　　▼**図39** ぜん動運動のシミュレーション

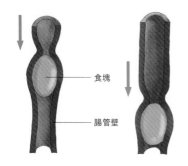

食塊

腸管壁

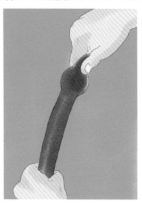

　健康的な食事には、食物繊維が豊富に含まれています。食物繊維は腸管壁の筋肉、特に大腸の筋肉を刺激します。また、ぜん動運動を活発にし、排便も円滑にしてくれます（便秘改善作用）。

7 歯

　食事をする時は歯で咀しゃくします。食物をかみ砕いて小さくし、飲み込みやすい形に変えます。咀しゃくは、さらに消化機能も持ち合わせています。なぜなら、食べ物の塊（食塊）が小さく砕かれることで、表面積が大きくなるからです（**図40**）。消化液に含まれる酵素は、表面積が大きくなることで働きやすくなり、栄養素をより簡便に取り込みやすくします。

▼**図40** 咀しゃくによる表面積の拡大（模式図）

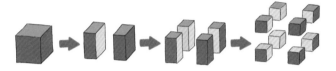

歯科解剖学

　口腔内には切歯と臼歯のように異なる形態の歯が並んでいます。歯には1本、もしくは複数の**歯根**があり、それにより上顎、下顎にそれぞれ固定されています（**図41**）。目に見える、顎から出た部分は**歯冠**と呼ばれます。

　歯はそのほとんどが**象牙質**でできています。歯冠の象牙質は、とても硬い**エナメル質**という層に覆われています。歯根の象牙質は、薄い**セメント質**で覆われています。象牙質の内部には**歯髄**があり、毛細血管や神経を含んでいます。

　歯根の周りには**歯根膜**があり、それにより顎骨とつながっています。顎骨は**歯肉**に覆われています。

▼**図41** 歯

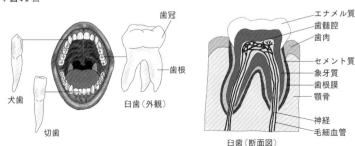

切歯と**犬歯**は、食物を噛みちぎるのに使われます。肉食動物は獲物を持ち去る時にも犬歯を使います（**図42**）。ヒトでは、犬歯は切歯に比べてやや尖っています（**図41**）。

臼歯は表面が平坦です（**図41**）。これにより、臼歯の間で小さな食べ物を粉砕できます。成人では、臼歯は上下左右に4本ずつ確認できます（**図41**）。最後方部にもう1本歯が生えることがあります。この歯は智歯と呼ばれます。**智歯**は咀しゃくには適さない場合が多く、また全部が萌出しないことや、萌出し始めてから抜かれることもあります。

▼**図42**

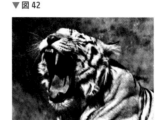

歯式

図43.1は成人の生えそろった歯列です。歯の部位を表現するのに**歯式**と呼ばれるものが用いられます（**図43.2**）。切歯、犬歯、臼歯が何本あるかを数字で表現します。横線の上に表示されるものは上顎の歯、横線の下に表示されるものは下顎の歯を示します。縦の線は正中を示します。向かって左の部分が右側、右の部分が左側を示します。

▼**図43**

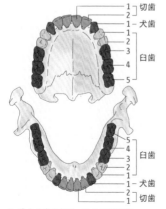

新生児には一般的に歯はまだ生えていません。**乳歯**と呼ばれる最初の歯は生後6カ月-2歳の間に生えてきます（**図44**）。6歳ごろから、乳歯は**永久歯**に生え変わります。この時期を**混合歯列期**と言います。3本の臼歯がこの時期にさらにそれぞれ上下左右の顎に生えてきます（**図45**）。

```
1 ─── 切歯
2
1 ─── 犬歯
1
2
3 ─── 臼歯
4
5

5
4
3 ─── 臼歯
2
1
1 ─── 犬歯
2 ─── 切歯
1
```

1 成人の生えそろった上下顎歯列

$$
右顎 \dfrac{5 \cdot 1 \cdot 2 \ | \ 2 \cdot 1 \cdot 5}{5 \cdot 1 \cdot 2 \ | \ 2 \cdot 1 \cdot 5} 左顎
$$

上顎 / 下顎

2 それぞれの部位の歯式

▼**図44** 乳歯列（模式図）　　　　▼**図45** 混合歯列期（模式図）

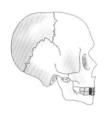 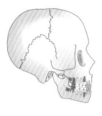 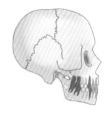

1　永久歯交換期　　　　2　永久歯列

歯のケア

　歯を健康に保つなら、少なくとも1日1回歯を磨かないといけません。図46には適切な磨き方を示しています。歯磨きをすることで、歯から**プラーク**を取り除きます。プラークは毎日歯に蓄積する薄い層です。それは、食物残渣や唾液、多くの細菌から構成されています。プラーク中の細菌は、食物中の糖を酸に変えます。そして、その酸は毎回エナメル質を少しずつ溶かします。食事中、あるいは食事後、細菌は主に酸を産生します。多くのソフトドリンクもまた、エナメル質を溶かす酸を含んでいます。

▼ **図46** 適切な歯磨き

適切な歯磨き

歯ブラシ

　良い歯ブラシは毛先が柔らかく、そしてヘッドは小さめです。いったん歯ブラシの毛先が平行でなく拡がりはじめると、その歯ブラシは交換するべきです。歯ブラシはおよそ約2週間から1カ月使えます。

歯磨き粉

　フッ化物配合の歯磨き粉を使いましょう。豆粒ぐらいの量の歯磨き粉で十分です。多すぎるほどの泡を作らず、適切にきれいすることができます。

どのくらいの頻度で、どのくらいの時間で歯磨きしますか？

　就寝前と朝食後の1日2回、毎回少なくとも3分間、歯を磨きましょう。
　1回完全にきれいにすることは、頻回に素早く歯ブラシするより良いのです。

歯磨きの仕方

　歯ブラシは小さな動きで使いましょう。磨き残しがないように順番を守って、歯の内側、外側、咬合面を磨きましょう。歯肉溝を磨くことは重要です。なぜなら、プラークを簡単に除去することができるからです。歯の内側と外側を磨くとき、歯肉溝を正しい角度で磨くことに注意しましょう。

電動歯ブラシ

　電動歯ブラシは自動で動くので、歯磨きの手助けをする手軽な道具です。

デンタルフロスやデンタルピック、歯間ブラシ

　普通の歯ブラシや電動歯ブラシを使っても、歯と歯の間をきれいにすることはできません。だから、デンタルフロス、デンタルピックや歯間ブラシを使うべきです。

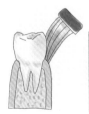
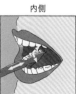内側 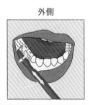外側 咬合面

　歯が健康なら、1日に6-7回何か食べても歯が傷つくことはありません。その合間にエナメル質が修復します。もしそれ以上頻回に何か食べるなら、歯が溶ける機会が多くなるでしょう。砂糖を多く含む間食を食べたりすると、そうなりやすいでしょう。そのような時、エナメル質が回復する時間はありません、そして、小さな穴が開くかもしれません（**図47.1**）。そうすると象牙質が損傷し（**図47.2**）、究極的には歯全体が損傷するでしょう（**図47.3**）。フッ化物配合歯磨き粉を使えば、エナメル質は食事や間食の間により早く回復できるでしょう（**図48**）。

▼**図48** フッ化物配合　　▼**図47** 歯が溶ける3つのステージ（模式図）
歯磨き粉

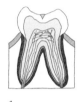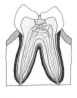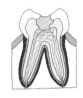

1　　　　　　　2　　　　　　　3

　プラークは**歯周病**を引き起こす細菌も含んでいます。歯周病では、歯肉の炎症が起こり、発赤と出血を引き起こします。健康的な歯肉は歯と結合しています（**図49**）。炎症歯肉は歯茎が後退し、歯周ポケットが拡大します（**図50**）。そうなると、プラークが歯肉と歯根の間の歯周ポケットに入り込むようになり、プラークが歯根膜や歯根周囲の薄いセメント質層を損傷します。そして、もし歯根膜に炎症が起こると、歯は抜けてしまうかもしれません。

▼**図49** 健康的な歯茎
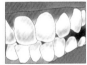
1

▼**図50** 炎症のある歯茎
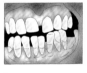
1

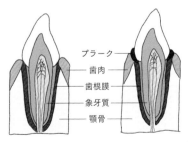

プラーク
歯肉
歯根膜
象牙質
顎骨

2　歯としっかり結合している歯肉（模式図）

2　歯肉が後退し、プラークが歯肉と歯根の間に入り込む

歯垢染色錠剤は、どこにプラークが付着しているか、自分自身で
チェックできるように色素を含んでいます。もし歯磨きをした後、その色
素が歯についていれば、そこにプラークがまだあるということです（**図51**）。

▼**図51**

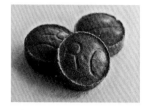

1 歯垢染色錠剤

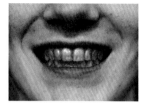

2 赤い部位は歯垢がある場所です

　固着したプラークは固くなり、**歯石**に変わるでしょう。歯石は固すぎ
てもう歯ブラシで取り除くことはできませんから、歯科医師や歯科衛生
士に取り除いてもらわなければなりません。こういった理由で、6カ月
ごとに歯医者さんに検診に行くことは重要です。
　もしどれかの歯がダメージを受けたなら、歯科医師はダメージをうけ
た部分を削り出し、埋めるでしょう（**図52**）。もし歯が正しい場所に位置
していないなら、**矯正治療**で歯列矯正することができます（**図53**）。

▼**図52** 詰め物がある歯

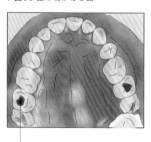

詰め物

▼**図53** 固定装置を使った歯列矯正

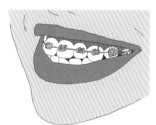

8 消化管

　消化器系のほとんどの器官は腹部にあります。図54は男性の胴体で、消化の役割を果たす内臓器官を示しています。

▼**図54** 男性の胴体

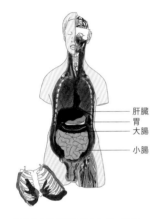

1 肋骨と胸骨は取り除かれています

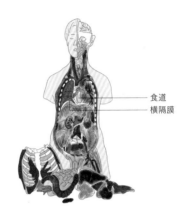

食道
横隔膜

2　多くの器官が取り除かれています

口腔、咽頭、食道

　食物の消化は口腔（こうくう）から始まります。咀しゃく時、食物は飲み込むことができるよう小さな食片に噛み砕かれます。基礎7では、咀しゃくすることは食物の表面積を増やすと学びました。

　唾液腺（だえきせん）（図55）は唾液を分泌します。そして唾液は、水分、粘液、酵素から構成されています。粘液は食物をより滑りやすくさせることで、飲み込みやすくさせています。唾液の酵素（こうそ）はでんぷんを分解します。このことは食物中のでんぷんが口の中ですでに消化されていることを意味します。

▼**図55** 唾液腺の部位（模式図）

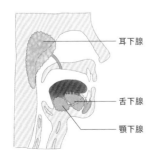

耳下腺

舌下腺

顎下腺

▼図56 食物の嚥下（模式図）

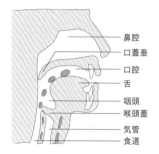

- 鼻腔
- 口蓋垂
- 口腔
- 舌
- 咽頭
- 喉頭蓋
- 気管
- 食道

食物を口腔から咽頭に押し出すために舌を使います。食物を嚥下するということは、食道に送り込むということです。飲み込んだ時、鼻腔は口蓋垂によって自動的に閉じられ、また気管は喉頭蓋によって閉じられます（図56）。食物はその時だけ食道に行くことができます。ぜん動運動で、食物は食道から胃に運ばれます。食道では消化液は分泌されません。

胃

胃壁の内輪筋と外縦筋は交互に緊張と弛緩をしているので、胃はほとんど持続的に動いています。胃の末端部では、胃の出口を閉じられるように内輪筋が存在しています。これを幽門括約筋と言います（図57）。幽門が開くとき、この筋肉は少量の食物を十二指腸に通します。これは、胃もまた食物の一時的な貯蔵場所の役割を持つことを意味しています。

▼図57 胃

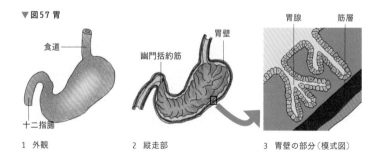

- 食道
- 十二指腸
- 幽門括約筋
- 胃壁
- 胃腺
- 筋層

1 外観　　　2 縦走部　　　3 胃壁の部分（模式図）

胃壁にある胃腺（図57.3）は胃液を産生します。胃壁の断続的な運動は、胃の中で胃液と混ぜます。胃液は、水と塩酸と酵素から構成されています。胃液中の塩酸は、食物中のあらゆる細菌を死滅させます。胃液の酵素は、食物中のたんぱく質を部分的に消化します。

▼図58 胃、肝臓、胆のう、すい臓、十二指腸の位置

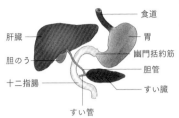

食道
肝臓
胃
幽門括約筋
胆のう
胆管
十二指腸
すい臓
すい管

十二指腸、肝臓、胆のう、すい臓

肝臓やすい臓からの導管は**十二指腸**に開いています(**図58**)。**肝臓**は**胆汁**を産生し、そしてそれは一時的に**胆のう**に貯蓄されます。胆汁は必要な時に**胆管**を通って、胆のうから十二指腸に出ていきます。胆のうは腺ではなく、貯蔵場所なのです。

脂肪は水と混ざらないけれども、大きな滴を作ります(**図59**)。胆汁は脂肪を**乳化**します(**図60**)。それは胆汁が大きな脂肪の塊を、小さな脂肪滴に分解することを意味しています。胆汁自体は脂肪を消化しません。乳化は脂肪滴の表面積を大きく増やすことで、酵素が脂肪に接触するのを容易にし、それにより酵素が脂肪を早く消化させます。

すい臓は、**たんぱく質**や**炭水化物**、**脂肪**の消化を助ける様々な酵素から構成されている、**すい液**を産生します。

▼図59 脂肪と水

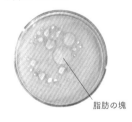

脂肪の塊

▼図60 胆汁は脂肪を乳化します。

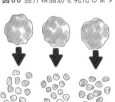

大きな脂肪の塊

乳化された小さな脂肪の塊を脂肪滴という

小腸

ヒトでは、**小腸**はおおよそ8メートルの長さがあります。腸管壁は**腸液**を分泌する**腸腺**を含んでいます。腸液は様々な酵素を含んでおり、**たんぱく質**や**炭水化物**、**脂肪**を完全に消化し、消化物は血中に吸収されます。

腸では、様々な消化液が食物片に加えられます。すべての消化液はたくさんの水分を含んでいるので、食物片もまた多くの水分を含んでいます。栄養素と消化産物は水に溶けます。栄養素と消化産物を含んだ水の大半は小腸の血管に吸収されます。

　小腸の壁はとても入り組んでいて、多くのひだを持っています（**図61**）。**腸管ひだ**は**腸絨毛**とも呼ばれる突起を持っています。腸絨毛の中には**静脈**があります。腸絨毛の壁はとても薄いので、溶解した栄養素や消化物を含んだ水が腸管壁を通過して、毛細血管に吸収されやすくなります。腸管のひだおよび腸絨毛により、小腸は大きな表面積を持つため、栄養素や消化産物を含んだ水は素早く吸収されます。血管は吸収された物質を体の細胞に運搬します。Unit3でそのことについて詳しく学習しましょう（循環系）。

▼**図61** 小腸の構造（模式図）

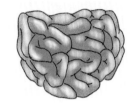

1　小腸（外観）

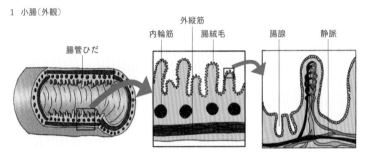

内輪筋　外縦筋　腸絨毛　　　腸腺　　静脈

腸管ひだ

2　小腸の一部（断面図）　　3　腸管のひだ、拡大図　　4　腸絨毛、拡大図

▼**図62** 小腸、虫垂突起を含む盲腸、大腸、肛門を含む直腸の部位

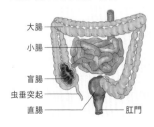

大腸
小腸
盲腸
虫垂突起
直腸
肛門

虫垂、大腸および直腸

　小腸が大腸につながる部位の下方には**盲腸**があります（**図62**）。盲腸の底部には、**虫垂**（もしくは全体で**虫垂突起**）と呼ばれる小さな突起が あります。これは虫垂炎で炎症を起こす部分です。外科的には取り除きますが、盲腸はそのままです。

　大腸はおよそ1.5メートルの長さです。消化されていない食物残渣が小腸から大腸に運ばれていきます。この消化されていない食物残渣のどろどろした中には、まだ多くの水分が含まれています。大腸内では、食物残渣の中からほとんどの水分が吸収され、大腸内の毛細血管を通して血液に取り込まれます。これは、消化されてない食物残渣をより厚くさせます。もし吸収されなければ、多くの水分を失い脱水状態になるでしょう。実際、**下痢**の時は小腸や大腸から血液へと吸収される水分量は十分ではありません。

　植物から得られる食物の細胞壁には**セルロース**が含まれています。わたしたちの消化液には、セルロースを分解するための十分な酵素が含まれていないため、セルロースを消化するのは困難です。しかし、大腸に生息する多くの細菌が、セルロースを分解するための酵素を産生します。これは、植物由来の食物残渣は結局大腸で消化されることを意味しています。セルロースの消化によって、とりわけグルコースが産生されます。グルコースの一部は大腸から血液中に吸収されます。

　ぜん動によって厚くなった消化されていない食物残渣は直腸に運ばれます（**図63**）。それらは集められ、貯められます。腸管は円形の筋肉もしくは括約筋、**肛門**により閉鎖されています。時々、この括約筋は弛緩し、直腸は空になります。この糞便の排除を**排泄**と呼びます。

▼**図63** 直腸と肛門

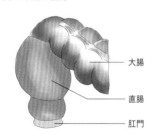

大腸

直腸

肛門

9 哺乳類の栄養と消化

哺乳類は食物を様々な方法で食べます。植物だけを食べる動物は**草食動物**と呼ばれます。動物だけを食べる動物は**肉食動物**と呼ばれます。植物と動物の両方を食べる哺乳類を**雑食動物**と呼びます。草食動物、肉食動物、雑食動物の消化システムには違いがあります。

植物性食物の消化がより難しいのは、植物細胞には**細胞壁**があるからです。細胞壁は**セルロース**を含んでいます。基礎8でこの物質は消化されにくいことを学びました。動物性食物は細胞壁がないので消化されやすいのです。

▼**図64** 草食動物、肉食動物、雑食動物の体の構造の特徴

	草食動物	雑食動物	肉食動物
1 体長に対する腸管の長さ	長い	中くらい	短い
2 骨			
3 臼歯	隆起型	凸凹型	尖頭型

草食動物

植物を食べる動物は**草食動物**と呼ばれます。草食動物は体長に比べ比較的長い腸管を持っています。例えば、牛の腸管は40メートルで体長の約25倍です。結果的に、草食動物の胴回りは体長の割には大きくなっています（**図64.1**）。

▼**図65** 食物は臼歯の固い隆線の間で細かく砕かれます

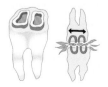

草食動物は**うね状の隆起のある臼歯**を持っています（**図64.3**）。この臼歯にはエナメル質でできた硬い隆起（うね）があります。動物が咀しゃくすると、食物は上下の臼歯の隆起で噛み砕かれます。この隆起は咀しゃく方向に対して垂直になっています。

草食動物ではしばしば犬歯が欠損しています（**図64.2**）。

肉食動物

肉を食べる動物は**肉食動物**（にくしょくどうぶつ）と呼ばれます。肉食動物は体長に比べ比較的短い腸管を持っています。例えば、犬の腸管は体長の約5.5倍です。体はそれゆえ細い形をしています（**図64.1**）。

肉食動物は**尖った臼歯**（とが・きゅうし）を持っています（**図64.3**）。これらは鋭い歯で食べ物を咬みちぎることができ、素早く飲み込むことができるようになっています。上顎は下顎より幅広く、その結果、臼歯同士が滑り落ち、ハサミのように剪断できます（**図66**）。

犬歯は比較的鋭く尖った大きな歯です（**図64.2**）。犬歯は獲物を殺して肉塊を引き裂くのに使われます。それらは身を守るためにも使われます。

▼**図66** 肉食動物の上顎は下顎より大きい

 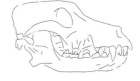

1 正面図　　　2 側面図

雑食動物

なんでも食べる動物は**雑食動物**（ざっしょくどうぶつ）と呼ばれます。雑食動物の腸管の長さは、草食動物と肉食動物と比較して中間的な長さです。雑食動物の臼歯は凸凹のある**咬合面**（こうごうめん）を持っています（**図64.3**）。臼歯は食べ物をすりつぶしやすい咬合面を持っています。

雑食動物には一般的に犬歯があり、なかには大きく尖った犬歯を持っている雑食動物もいます（**図67**）。それらは獲物を殺すのに使われます。その他の雑食動物では、犬歯は前歯と同じサイズです（**図64.2**）。

▼**図67** 雑食動物（イノシシ）

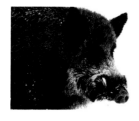

人間もまた雑食動物で、隆起の多い臼歯を持っています。わたしたちは、ナイフで食べ物を小さく切り分け、ゆでたり焼いたりなどします。こうすることで野菜を消化するのを助けます。

10 どうすれば食べ物が腐らないようにできますか？

　自然界では、細菌や真菌が死んだ生物の死がいを片付けます。わたしたちが食べる食物もまた、肉や野菜、果物のような（死んだ）生物の遺残物からなっています。細菌と真菌は、これに寄生して生きていくことができるので、食物は「腐っていく」のです。

　魚や肉（特に鶏肉）が腐るのは、**サルモネラ菌**によってよく引き起こされます。これらの細菌は、食物中にごく少量存在します（**図68**）。そして、毒性を持つ廃棄物を産生します。サルモネラ菌は、特に20℃から30℃の間の温度でとても早く増殖します。サルモネラ菌を含む食品を食べるのは危険です。食べると重篤な病気になります。これは一般的に **食　中　毒** と呼ばれています。

▼図68

サーモンによるサルモネラ菌の食中毒

　2012年、何千人もが燻製のサーモンを食べて病気になりました。燻製のサーモンは、包装の段階でサルモネラ菌に汚染されていました。包装時、燻製のサーモンは多孔質素材でできたお皿に入れていました。サルモネラ菌は、その多孔質 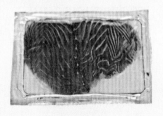 の中に潜んでいました。サルモネラ菌汚染は、腸管をかなりひどく痛めます。小さな子供、妊婦、老人や抵抗力が弱い人たちは、そのリスクが最も高いです。医療の助けがなければ、感染者たちは死ぬことがあります。腹痛、嘔吐、下痢や発熱で苦しみます。オランダ食品消費者製品安全庁（NVWA）は、製造者が取った対策を監視しています。サルモネラ菌は、動物、とくに家禽や豚に広く存在していて、これらの動物の腸管に広く分布し、糞便を介して感染します。

食品の保存

　食物はそれらが腐らないように扱わなければいけません。これは、保存（ほぞん）と呼ばれます。食料を保存することは、細菌や真菌が増殖しない環境を作るということです。そうすることで、多くの細菌や真菌は死滅します。ほとんどの細菌や真菌は、低温や高温の環境では生存できません。保存方法には、冷凍、低温殺菌、滅菌、乾燥があります。防腐剤もその中に加えられます。図69は、様々な保存方法を示しています。

▼図69

食品保存の方法

1　冷凍
-20℃あるいはそれ以下の温度に食品を凍結することで、数週間あるいは何カ月も食品を保存できます。温度が低すぎるため、細菌と真菌は増殖できません。食品を解凍すると、細菌と真菌は再びすぐに増殖してきます。それゆえ、冷凍庫から出した食品は、解凍後すぐに調理しないといけません。

2　低温殺菌（パスツール殺菌）
牛乳を72℃まで加熱することで、多くの細菌や真菌を殺すことができます。しかし、すべての細菌や真菌を殺すことができるわけではないので、牛乳は一定の期限内しか保存できません。低温殺菌（パスツール殺菌法）の後は、細菌や真菌の増殖を抑えるために、牛乳を冷蔵庫で保存しないといけません。

3　滅菌
例えば、牛乳は130℃あるいは140℃に加熱することで、すべての細菌や真菌を殺すことができます。滅菌後、牛乳は包装され再度温められます。これらのステップは素早く行われなければいけません。なぜなら、温度が下がると新たな細菌や真菌が牛乳に侵入してくるからです。その他の滅菌した食品は、缶詰にすることができます。

4　真空包装
食品は真空包装もできます。これは、包装の中の空気をすべて追い出すことを意味しています。細菌や真菌は、酸素がないと増殖できません。この例として、粉コーヒーがあります。まずローストされ、真空包装されます。

5　不活性化気体
例えば、二酸化炭素、酸素や窒素などの適切な混合物を含む条件でステーキを包装すると、食品を良い状態で、より長く、変色せずに保存できます。

6　乾燥
食品からすべての水を除くと、細菌や真菌の増殖を防ぐことができます。乾燥食品の例として、粉ミルク、レーズン、粉末スープがあります。

7　放射線照射
食品は、しばしば放射線源よりガンマ線照射されます。ガンマ線照射することで、細菌や真菌の増殖は抑えられ、さらに殺すことができます。放射線照射は、例えば鶏肉のように、病気を引き起こすような高リスクの細菌や真菌が存在する場合に許可されています。

8　防腐剤添加
砂糖、塩、酸（例えば酢）あるいは窒素のような防腐剤を添加することは、細菌や真菌にとって不利な環境を作ります。例えば、ジャムに砂糖を加えたり、新鮮なニシンとオリーブに塩を加えたりすることです。

添加物

　防腐剤が添加物として加えられることもあります。添加物（てんかぶつ）は、食品に加えられる物質で、様々な方法で食品をより長期間保存し、またより魅力的にさせます。砂糖、酢、塩は天然の添加物です。

　着色料（ちゃくしょくりょう）は、食品をより魅力的にするためによく食品に加えられます。香味（こうみ）や香料（こうりょう）もまた時々添加されます。お菓子やアイスクリームには、よく人工着色料、香味、香料が含まれています。

　健康的な食事のためには、あまり多くの人工添加物を食品に入れすぎないことが重要です。人工添加物は、特に大量に摂取すると有害になることがあります。例えば、亜硫酸塩防腐剤は、深刻な頭痛を引き起こすことがあります。

　合成添加物を全く含まない食品もありますが、それは包装にはっきりと記載されています（図70）。

▼ 図70

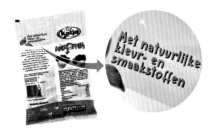

まとめ

目標 1

栄養素と食物繊維の機能を述べることができる。

- 食物：食べたり飲んだりする産物
  - 植物性食物：様々な植物の根、茎、葉、果肉、種
  - 動物性食物：動物の一部（肉または魚）または動物由来食物（卵、乳製品。例えば牛乳、バター、チーズ、ヨーグルト）。
- 栄養素：食品中の役立つ要素
  - 基礎的栄養素：細胞や組織を作るために使われます（特に体の成長、発達、修復）。
  - 燃料：活動、体温の維持や成長、発達、体の修復に必要なエネルギーを提供します。
  - 備蓄：体の様々な部位に蓄えられます。
  - 予防物質：あなたの健康を維持します。
- 食物繊維：植物性食物のすべての消化されない部分
  - 機能：ぜん動を助けます。

目標 2

6 つの栄養素とそれらの機能と特徴、さらに指示薬を使ってでんぷんがどれくらい存在しているかを述べることができる。

- たんぱく質
  - 機能：主として基礎的栄養素と燃料。
  - たんぱく質は備蓄して使うことはできません。
- 炭水化物
  - 機能：主として燃料、そして基礎的栄養素、備蓄
  - 例：グルコース、砂糖、でんぷん、グリコーゲン
  - グルコースはグリコーゲンに変換さ

れ筋肉や肝臓に蓄えられます。
- 脂肪
  - 機能：主として燃料、基礎的栄養素や備蓄
  - 脂肪もまた皮下に備蓄して蓄積されます。
- 水
  - 機能：基礎的栄養素
  - 水は例えば体の周りの物質を輸送するのに重要です。
- ミネラル（塩）
  - 機能：基礎的栄養素と予防物質
  - 例：骨形成のためのリン酸カルシウム
- ビタミン
  - 機能：基礎的栄養素、予防物質
  - ビタミンは文字によって区別されます（例えばビタミン A,B,C,D,K）。
  - 例：ビタミン A は良い肌や、視力向上のために重要。ビタミン D は骨がリン酸カルシウムを吸収するのを手助けします。
- ヨウ素液はでんぷんの指示薬
  - ヨウ素液はでんぷんが存すると薄茶色から青黒色へと変わる。
- グルコースがあるかないかは、試験紙によってわかります。
  - 試験紙はグルコース存在下では色が変わる。

目標 3

健康的な食事について助言するための情報を使うことができる。

- あなたの食事を変える：毎日 5 品目の輪の 5 つのセクションからそれぞれ何かを食べます。

	食品	
セクション 1	果物、野菜	ビタミン C、食物繊維
セクション 2	パン、ポテト（あるいは米、マカロニ、スパゲッティ、豆類、クスクス）	でんぷん、植物たんぱく質、ビタミン、ミネラル、食物繊維

セクション 3	牛乳、チーズ（もしくは他の乳製品）、肉、肉加工品、鶏肉、魚、卵あるいは代用肉	（動物）たんぱく質、ビタミン、ミネラル（カルシウムを含む）
セクション 4	マーガリン、ライトマーガリン、油	脂肪、ビタミン
セクション 5	飲み物	水

- 食べ過ぎないように
  - ―エネルギー必要量は、性別、年齢、体型、運動量のような他の要素で決定されます。
  - ―日々の良いメニューは、3回の食事で構成され、食間のスナック菓子は良くないです。
  - ―脂肪、砂糖、アルコールを取りすぎないでください。
- 飽和脂肪酸をたくさん摂らない。特に、動物性脂肪は飽和脂肪酸を多く含む傾向にあります。
  - ―ライトマーガリン、液体油脂を選んでください。これらの製品は、不飽和脂肪酸を多く含んでいます。
- たくさんの野菜、果物、パンを食べてください。
  - ―野菜、果物、パンはあまり高エネルギーの物質を含んでいませんが、栄養素はたくさん含んでいます。それらを食べることで、すぐにお腹いっぱいになったように感じるでしょう。
- 安全に食べる。
  - ―良い食品衛生は、あなたを食中毒から守ります。食中毒は、化学物質、細菌に汚染された食品を食べることによって引き起こされる感染症です。

目標 4

過体重や低体重の原因と結果について説明できる。あなたの体重が健康であるかどうかを説明できる。体重を減らす良い方法と悪い方法を具体的に説明できる。

- 過体重：年齢と身長相応の体重より重

いこと。
- 過体重の原因：
  - ―食べ過ぎ
  - ―脂肪を含む食事を食べ過ぎる。
  - ―運動が十分ではない。
  - ―遺伝的素因
- 過体重の結果
  - ―心臓血管病のリスクが上がる。
  - ―背中、首、膝、足首、足に問題が生じやすくなる。
- 低体重：年齢と身長相応の体重より低いこと
- 低体重の原因
  - ―不十分な食事あるいはある栄養素や特に、たんぱく質の不足による栄養失調
  - ―摂食障害
- 低体重の結果
  - ―すぐに病気になりやすい。
  - ―貧血になりやすい。
- 小さい子供のたんぱく質不足の結果
  - ―成長や発達の遅延
  - ―脳へのダメージの可能性
  - ―腹部膨張
- 体重が健康であるかを決定する方法
  - ―BMI ＝体重 / 身長 ^{2}
  - ―12-14 歳少年健康体重、BMI15-23
  - ―12-14 歳少女健康体重、BMI16-23
  - ―成人健康体重、BM20-25
- 体重を減らす良い方法（簡単なものから難しいものまで）
  1 普通の量の食事を摂って、より運動します。
  2 もしスナック菓子を食べるなら、脂質や炭水化物の多くないものを選美ます。
  3 推奨量だけを食べます。肉やチーズを少なめで、パンや果物、野菜をより多く摂取する。
  4 いつも推奨量の最低量を食べ続けます。
  5 食間には、スナック菓子を絶対食べ

ない。水やお茶やコーヒー（砂糖を含まない）、あるいはライトなソフトドリンクを十分に飲みます。

- 体重を減らす良くない方法
  - 推奨量より少ない量を食べます。
  - 食事を抜きます。

目標 5

摂食障害の原因とその例について説明できる。

- 摂食障害の原因
  - 文化や流行の影響（スリムであるという理想）。
  - 体重や外観に対し、あなた自身が不満足であること。
- 拒食症：極端に体重を減らしたい人
  - 十分な栄養素が得られない場合。
  - だるそうになりはじめるかもしれない。
  - お腹や歯に様々な病気や問題が起こる可能性がある。
- 多食症：食べる量は十分ではないかもしれないが定期的に食べる人
  食べ物を出すために吐くか、大量の下剤を使う。
- 過食症（BED）：量は食べるが、吐いたり下剤を使うことはしない人
  - 体重が重くなる。

目標 6

多くの人があまり肉を食べない理由を述べることができる。また、肉の代替となる、十分な量の栄養素が存在する食品の名前を挙げることができる。

- あまり肉を食べない理由
  - 動物に対する敬意
  - 健康を気にする
  - 宗教的信念
  - 環境への気遣い
  - 世界の食糧事情
  - 味
  - 価格

- 肉の代替となる食品：豆類、豆腐、チーズ、卵そして代用肉
- これらの食品には、十分な量の以下の栄養素が含まれている必要があります。
  - 鉄、なぜならヒトは植物性食物から鉄を吸収する能力が低いため。
  - ビタミン B_{12}、なぜなら植物性食物中にはビタミン B_{12} はほとんどないか、全くないため。

目標 7

消化が何であるか、そして消化における消化液と酵素の機能を説明できる。

- 消化：腸管壁を通過できない栄養素を、血流に吸収される消化産物へ変換します。
  - たんぱく質や多くの炭水化物（糖分およびでんぷんを含む）、脂肪は消化されます。
  - グルコースやミネラル、ビタミン、水は消化される必要はありません。
- 消化液は消化を助けます。
  - 消化液は消化腺で作られます。
  - 多くの消化液は消化酵素を含んでいます。
- 酵素：化学反応を触媒する物質
  - 消化液中の酵素により消化が早くなります。

目標 8

ぜん動運動がどのように起こるか、そしてその機能を述べることができる。

- ぜん動運動：全腸管壁における内輪筋と外縦筋の交互の収縮および弛緩
- 機能：食物塊を動かし、こねて、消化液と混合します。

目標 9

歯の部位やその特徴と機能について述べることができる。

- 歯の外部構造
  - 歯冠：顎骨から出ている部分

―歯根：顎骨の中にある部分
- 歯の内部構造
  ―象牙質
  ―歯髄腔：象牙質の中の歯髄で満たされた空洞で、その中には血管や神経が存在します。
  ―エナメル質：歯冠の象牙質を覆う非常に硬い層です。
- セメント質：歯根の象牙質を覆う層。
  ―歯根膜：歯と顎をつなげています（顎は歯肉で覆われています）。

目標 10

乳歯と永久歯について、その機能や特徴を説明できる。また、歯式を作成し、読むことができる。

- 切歯と犬歯は食物を噛み切るためのものです。
  ―犬歯は切歯よりもやや尖っています。
- 臼歯は最終的に食物を細かく粉砕します。
  ―臼歯の咬合面は多くの隆起があります。
- 乳歯
  ―6 カ月から 2 歳までの間に生えてきます。
  ―上下顎それぞれ片側に、2 本の切歯と 1 本の犬歯、2 本の臼歯があります。
  ―歯式：

2・1・2	2・1・2
2・1・2	2・1・2

- 永久歯
  ―およそ 6 歳から乳歯と生え変わり萌出します。
  ―上下顎それぞれ片側に、2 本の切歯と 1 本の犬歯、5 本の臼歯があります。臼歯のうち 1 本は智歯と言います（智歯はしばしば食べ物を適切に噛

むには小さすぎます。萌出しないことも、もしくは萌出後すぐに抜かなければならないこともあります）。
  ―歯式：

5・1・2	2・1・5
5・1・2	2・1・5

目標 11

デンタルプラークが何か説明できる。そしてその意義を列挙し、それをどうすれば除去できるかを述べることができる。

- プラーク：毎日歯の表面に残っている薄い層
  ―プラークは食物残渣や唾液、多くの細菌からなります。
- デンタルプラークの意義
  ―プラーク中の細菌は食物中の糖を酸に変えます。その酸により歯のエナメル質が溶解します。
  ―プラーク中の細菌は、歯周病を引き起こします。歯周病により歯根膜に炎症が起こり、最終的に歯を失うことになります。
  ―プラークは、硬化し歯石になることがあります。歯石は、自分自身で除去することはできません。
- プラークは、以下の方法で取り除くことができます。
  ―1 日に 2 回ないし 3 回適切に磨く。
  ―スナックを 1 日に 3 回以上食べない。

目標 12

消化器系の各部の機能や特徴を述べることができる。

- 歯や唾液腺を含めた口腔
  ―歯の機能：食物を小さくし（噛み）、嚥下しやすくします。小さくすることで食物の表面積を増やし、酵素の働く面積を増やします。
  ―唾液腺の機能：唾液を産生します。

- 食道
  —機能：食物を咽頭から胃へ送ります。
- 胃
  —機能：食物の一時的な貯蔵庫です。
  —幽門括約筋：胃を締める内輪筋です。
  —胃腺は胃液を産生します。
- 肝臓
  —機能：胆汁を産生します。
  —胆汁は一時的に胆のうに貯蔵され、胆管を通して分泌されます。
- すい臓
  —機能：すい液を産生します。
- 十二指腸
  —機能：胆汁とすい液、食物塊を混合します。
- 小腸
  —機能：栄養や消化産物、水を吸収して血液に運びます。
  —小腸壁には腸管ひだと絨毛があり、表面積を大きくしています。
  —腸線は腸液を産生しています。
- 虫垂を含む盲腸
  —虫垂炎では虫垂に炎症があります（オランダ語では、盲腸が炎症を起こしていると表わすので混乱します）。
- 大腸
  —機能：食物残渣の塊から水を取り除き、それにより食物塊は厚くなります。水は血液中に吸収されます。
  —下痢の時は小腸と大腸から十分な水が血液中に吸収されません。
  —細菌は、植物由来の食物残渣の細胞壁　中のセルロースを消化します。
- 直腸
  —機能：消化されなかった食物残渣（便）を一時的に収集して蓄えます。
  —肛門：直腸を閉鎖する括約筋です。

目標 13

消化液とその機能を列挙できる。

- 唾液：水や粘液、酵素から構成されます。
  —粘液の機能：食物を滑りやすくします。
  —酵素の機能：デンプンを部分的に消化します。
- 胃液：水や塩酸、酵素から構成されます。
  —塩酸の機能：食物内の細菌を殺します。
  —酵素の機能：たんぱく質を部分的に消化します。
- 胆汁：酵素を含みません。
  —機能：脂肪の乳化（大きな脂肪塊を小さな脂肪滴にすること）により酵素が脂肪により働きやすくします。
- すい液：複数の酵素を含みます。
  —機能：たんぱく質や炭水化物、脂肪を消化します。
- 腸液：複数の酵素を含みます。
  —機能：たんぱく質や炭水化物の消化を完了します。

発展目標 14

哺乳類における食物の選択と腸管の長さや歯の特徴との関連性について説明できる。

- 植物性食物は、セルロースからなる細胞壁を持っているため、動物性食物よりも消化しにくい。
- 草食動物
  —腸管は体長と比較して長い。
  —臼歯は、植物性食物を小さく粉砕しやすいよう隆起しています。この咬頭（隆起）は咀しゃく方向に対して垂直です。
  —犬歯を持たないことが多い。
- 肉食動物
  —腸管は体長と比較して短い。
  —臼歯は動物の肉を小さく剪断し切るために尖っています。上顎は下顎よりも広い。
  —犬歯は一番大きく、鋭く尖っています。

- 雑食動物
  —腸管は体表と比較して中程度の長さです。
  —臼歯は凸凹のある表面で、食物を切ったり粉砕したりしやすくなっています。
  —雑食動物は一般的に犬歯を持っています。

発展目標 15
食物の保存方法を列挙できる。
- 保存：食物を腐らせないように扱う方法
  —食物を保存することで、細菌や真菌が育たない状態を保ちます。
- 冷凍（例、肉）：温度を − 20℃（またはそれ以下）にします。
  —細菌や真菌はこの温度では活動できません。
- 低温殺菌（例、牛乳）：多くの細菌や真菌が死ぬ 72℃で加熱します。低温殺菌された牛乳は、冷蔵庫に置かなければなりません。
- 滅菌（例、牛乳）：すべての細菌や真菌が死ぬ 130℃ -140℃で加熱します。
  —多くの食物（例、野菜）は滅菌され、缶詰（気密包装）されます。
- 真空包装：すべての空気が包装から吸い出されます（例、コーヒーは焙煎後、真空包装されます）。
- 不活性化気体：適切な混合ガス中では、食品は長く持ち、また色もより長く保たれます（例、肉）。
- 乾燥（例、粉ミルクとレーズン）：食物から水分を取り除きます。
- 放射線照射（例、鶏肉）：ガンマ線（放線由来）を使用し、細菌や真菌を殺したり、再生速度を遅くしたりします。
- 天然防腐剤の添加：細菌や真菌は、多量の糖や酸、窒素には対応できません。
  —ジャムには、たくさんの砂糖が加えられています。

—新鮮なニシンやオリーブには、たくさんの塩が加えられています。
- 人工防腐剤の添加：例えば、酒には亜硫酸塩が加えられています。
- 添加物：食品を長持ちさせるため、または魅力的にするために添加する物質（例、保存料、香料、着色料）。

達成

基礎
- 体格指数を読み取り、計算する方法を学びました。
- 食品の包装から何がわかるか学びました。
- オンラインで「計量」プログラムを使う方法を学びました。
- 食品中のでんぷんやグルコースの存在を調べる方法を学びました。
- 実践的な調査を行う練習をしました。
- 唾液がどのように働くかを調べる方法を学びました。

発展
- 実生活を描写する練習をしました。

このUnitでは栄養士に出会いました。
このUnitの題材は、日常でも活用することができます。

テスト

このテストで、理解できているかどうか、まとめに記載された目標を達成できているかどうかが確認できます。

以下の問いに答えなさい。

1 栄養素とは何か？

問 2 と問 3 は図 71 に関するものです。

2 これらの食物は多くの基礎的栄養素を含んでいますか？

3 これらの食物は多くの食物繊維を含んでいますか？

4 燃料と体温の関係は？

5 主に皮下に蓄えられる物質の機能は何ですか？

6 なぜ食物繊維は栄養素ではないのですか？

▼図 71

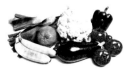

6 つの栄養素について以下の問いに答えなさい。

1 体の中で基礎的栄養素として働くのはどのグループですか？

2 体の燃料として働くのはどのグループですか？

3 体の中で食糧備蓄として働くのはどのグループですか？

4 体の中で予防物質として働くのはどのグループですか？

5 図 72 にはどのグループの栄養素が含まれていますか？

6 どのグループの栄養素が皮下に蓄えられますか？

7 どの栄養素が、体の周りの物質を輸送するのに使われますか？

8 どのグループが、ヨウ素液でその存在を調べることができる栄養素を含んでいますか？

▼図 72

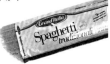

以下の問いに答えなさい。

図 73 の絵は 5 品目の食品の輪を示しています。

1 オランダ栄養センターは、毎日 5 品目のそれぞれを摂取することを推奨しています。なぜそのように推奨しているのでしょうか？

2 1 と 2 の栄養素は食事の基本にすべきですが、その理由を 2 つ述べなさい。

3 図 74 は豆腐に似たテンペの写真です。この食品はどの区分に属しますか？

4 クスクスはどの区分に属しますか？

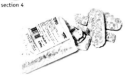

▼図 73

▼図 74

5 図 75 は、チップス（フライドポテト）を揚げることができる、2 つの製品を示しています。マーティンは、製品 2 より製品 1 で揚げた方が健康的だと言っていますが、それは正しいですか？　あなたの解答を説明しなさい。

▼図 75

製品 1　　　　　　　　　製品 2

オランダ栄養センターは、成人の男女が毎日特定の食品を一定量食べることを推奨しています（表4）。

問6と問7はこの表に関するものです。

6 マルシーは、女性が男性よりも高エネルギーの食品を、より多く食べるべきだと言っていますが、それは正しいですか？ また、その理由を説明しなさい。

7 ある生徒は、その推奨量から、女性が1日に摂取すべき炭水化物を含む食物の量を計算する課題を与えられました。彼は、推奨量の表を見て、以下のように計算しました。175g（パン）+200g（ポテト/米/パスタ/豆類）=350g。彼の先生は、その計算は正しくないと言いました。先生は「ただこの割り当て表からのデータだけでなく、それ以上のデータが必要です」と言いました。

その生徒が正しく計算するためには、どのようなデータが必要でしょうか？

表5にいくつかの食品の組成が示されています。

8 栄養士は体重を減らしたい人に、100gのフライドポテトには、100gの茹でたジャガイモより多くのエネルギーが含まれていると教えます。

なぜその栄養士が正しいのか説明しなさい。これに関して、表のデータを使い、3つ論拠を示しなさい。

9 100gのステーキと50gのレタス、200gのフライドポテトを含む食事があります。

この食事の総たんぱく量は何gですか？ 計算を含めて解答しなさい。

問題4

以下の問いに答えなさい。

1 ほとんど運動しなかったら体重が増えますか？ また、その理由を説明しなさい。

2 小児の低たんぱく食は、腹部の膨張を引き起こします。

他に何が起こるか、2つ述べなさい。

3 体重が重い人は心臓血管系の病気になるリスクが、健康的な体重の人よりも低いですか？

4 ジョーは身長2mで、体重は100kgです。

彼のBMIはいくつですか？

5 健康的な体重の男性のBMIの範囲はいくつですか？

6 体重を減らす最も簡単な方法は何ですか？

▼ **表4　1日の推奨量**

	男性	女性
チーズ	30g	30g
牛乳と乳製品	200g	300g
赤い肉、鶏肉、魚、大豆製品（代用肉、豆腐）	125g	100g
マーガリン、バター、脂、油	50g	35g
パン	235g	175g
じゃがいも、米、パスタ、豆類	250g	200g
野菜	200g	200g
フルーツ	200g	200g

▼ **表5** 数種類の食物の組成。数字は食品100gの組成を示しています。

	水 (g)	たんぱく質 (g)	脂肪 (g)	炭水化物 (g)	ミネラル (mg)	ビタミンB群 (mg)	ビタミンC (mg)
じゃがいも（茹でた）	76	2	0	17	460	0.34	不定
フライドポテト（市販のお惣菜）	37	5	15	38	930	0.43	3
ステーキ	70	27	3	0	353	0.50	0
レタス	96	2	0	1	385	0.20	10

問題 5

空欄に適切な語を埋めなさい。

1　摂食障害の原因として、流行あるいは…の影響が考えられる。

2　あなたは自分自身や自分の…あるいは…に不満があるかもしれない。

3　一般的に十分な量を食べないが、時々過剰に食べる人は…である。

4　いつもほとんど食べずに太ることを恐れている人は…である。

5　問 4 の摂食障害のある人は、胃と…に問題があるでしょう。

問題 6

以下の文が正しいか誤っているか答えなさい。

1　環境を心配してベジタリアンになった人がいる。

2　世界に空腹な人がいることは悪いことだと考え、ベジタリアンになった人がいる。

3　ベジタリアンは、ビタミン C 欠乏になりやすい。

4　わたしたちの体は、動物性食物よりも植物性食物から鉄分を摂取することで、より良い状態となる。

5　卵は肉の良い代替品である。

問題 7

以下の問いに答えなさい。

1　2 人の学生が消化について話しています。

リアムは、消化とは腸管壁から血液へ通過できない栄養素を、血流に溶ける消化産物に変化させるものだと言っています。

ロウェナは、消化を早める酵素は、食べた食物とともに体内に入りますと言っています。

正しいのは誰ですか？

A　リアムのみが正しい。

B　ロウェナのみが正しい。

C　リアムとロウェナどちらも正しい。

D　リアムとロウェナのどちらも正しくない。

2　ミネラルは、人間の消化液中の酵素により消化されますか？

脂質は？　ビタミンは？

A　ミネラルのみ。

B　脂質のみ。

C　ビタミンのみ。

D　脂質とビタミンの両方。

3　どの炭水化物が、腸管から血中に直接消化されることなく吸収されますか？

A　セルロース

B　グルコース

C　糖

D　でんぷん

問題 8

以下の問いに答えなさい。

1　腸管壁の外縦筋や内輪筋は同時に収縮しますか、それとも交互に収縮しますか？

2　おいしい肉を食べたときぜん動運動は増加しますか？　それとも減少しますか？　また、その理由を説明しなさい。

3　腸のぜん動運動を止めるのに薬を使うことがあります。

その時食物は早く消化されますか？

また、その理由を説明しなさい。

問題 9

図 76 は歯の外観と縦断面を示しています。以下の問いに答えなさい。

1　1 の示す部位の名前は何ですか？

2　8 の示す部位の名前は何ですか？

3　象牙質を示す番号はどれですか？

4　神経を示している番号はどれですか？

5　歯を顎に繋いでいる部位を示している番号はどれですか？

6　歯で一番硬い部位を示している番号はどれですか？

▼図76 歯（模式図）

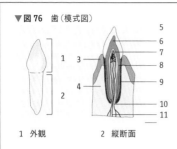

1 外観　　2 縦断面

以下の問いに答えなさい。

切歯や犬歯、臼歯が歯のすべてです。

1 図77が示すのはどの種類の歯の咬合面ですか？

2 食物を切るのに使われる歯を2種類答えなさい。

3 図78のPで示されるのはどの種類の歯ですか？

4 図78のQで示されるのはどの種類の歯ですか？

5 上顎の乳歯列の中に、何本の切歯がありますか？

6 下顎の永久歯列の左半分には何本の臼歯がありますか？

7 完全な永久歯列には、全部で何本の智歯がありますか？

8 コウモリの歯式は以下のように表されます。

$$\frac{5 \cdot 1 \cdot 2}{5 \cdot 1 \cdot 3} \bigg| \frac{2 \cdot 1 \cdot 5}{3 \cdot 1 \cdot 5}$$

コウモリには何本の切歯や犬歯、臼歯がありますか？

9 馬は、上顎に6本の切歯と2本の犬歯、12本の臼歯があり、下顎に6本の切歯と12本の臼歯があり、犬歯はありません。左右の顎にある歯の数は同じです。馬の歯式を書きなさい。

10 図79は犬の歯の模式図を示しています。犬の歯式を書きなさい。

▼図77

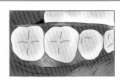

▼図78

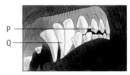

▼図79

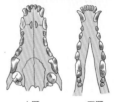

上顎　　　　下顎

以下の問いに答えなさい。

1 虫歯を防いでいる歯の部位はどこですか？

2 デンタルプラーク中のどの成分が、細菌に栄養を与えていますか？

3 虫歯は細菌により引き起こされます。細菌はどのように虫歯を引き起こしますか？

4 プラーク中の細菌により歯が緩むことがありますが、細菌はどのようにそれを引き起こしますか？

5 プラークが長時間歯に残存することは、どうして悪いのですか？

以下の問いに答えなさい。

1 エミリーは、噛むことにより食物は飲み込みやすくなると言っています。リッキーは、噛むことにより食物の表面積は小さくなると言っています。正しいのは誰ですか？

A　エミリーもリッキーも正しくない。

B　エミリーのみ正しい。

C　リッキーのみ正しい。

D　エミリーもリッキーも両方正しい。

2　以下は、ヒトの腸管のある特定の部位について知られていることです。

1　この部位は内輪筋で締められる。

2　ここで消化液が作られる。

3　食物は一時的にここで貯蔵される。

以上が示す部位は、腸管のどの部位ですか?

A　大腸

B　小腸

C　直腸

D　胃

以下の情報を用いて、問3から問5を答えなさい。

図80は消化系の模式図を示しています。

3　1の部位の名前は何ですか?

A　すい臓

B　口腔

C　食道

D　唾液腺

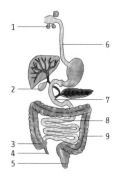

▼図80

4　虫垂炎で炎症が起こっているのはどこですか?

A　2

B　3

C　4

D　5

5　図81は腸管壁の一部の模式図です。図80のどの部位の腸管壁を示していますか?

A　6

B　7

C　8

D　9

▼図81

6　大量の水を血中に取り込むのは腸のどの部位ですか?

A　大腸のみ

B　大腸と小腸

C　小腸と十二指腸

D　大腸と小腸と十二指腸

7　胆汁はどの消化器で産生され、どこに貯蔵されますか?

A　胆のうで産生され、肝臓に貯蔵されます。

B　胆のうで産生され、十二指腸に貯蔵されます。

C　肝臓で産生され、胆のうに貯蔵されます。

D　肝臓で産生され、十二指腸に貯蔵されます。

8　牛の消化系の名称の一部はヒトと同じですが、胃は例外で、複数の部位で成り立っています。牛は、腸管内のガスを、げっぷやおならをすることで排出できます。牛の消化系は、食道と直腸の2つで構成されます。これら2つのうち、げっぷが通るのはどちらで、おならが通るのはどちらですか?

A　げっぷ - 直腸、おなら - 直腸

B　げっぷ - 直腸、おなら - 食道

C　げっぷ - 食道、おなら - 食道

D　げっぷ - 食道、おなら - 直腸

9 食物の多くには繊維が含まれます。これらの繊維は、人間の消化酵素では消化することができませんが、バクテリアの酵素では消化できます。これらのバクテリアは、主に腸管のどの部位に生息していますか？

A 大腸

B 小腸

C 胃

D 十二指腸

10 消化器官のうち、消化産物はどこで最も吸収されますか？

A 小腸

B 胃

C 喉

D 十二指腸

問題 13

以下の問いに答えなさい。

1 ある消化液の機能を、図 82 に示します。この機能を持つ消化液はどれですか？

2 たんぱく、炭水化物、脂肪を分解する酵素が含まれる消化液はどれですか？

3 でんぷんを分解する酵素のみが含まれる消化液はどれですか？

4 脂肪を分解する酵素のみが含まれる消化液はどれですか？

5 たんぱくと炭水化物の分解を仕上げる酵素が含まれる消化液はどれですか？

6 酵素を含まない消化液はどれですか？

7 バクテリアを殺す物質が含まれる消化液はどれですか？

8 唾液に含まれる、食物をより滑らかにしてくれる消化液はどれですか？

▼ 図 82

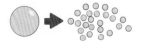

発展問題 14

以下の問いに答えなさい。

1 テングザル（図 83）は熱帯気候のジャングルに生息し、草木や花、果実を食べます。テングザルは、肉食、草食、雑食動物のうちどれですか？

A 肉食動物

B 草食動物

C 雑食動物

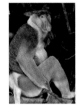

▼ 図 83 テングザル

2 イタチは、鋭く尖った臼歯を持ち、体長のわりに腸管が短いです。尖った臼歯は、イタチが肉食動物であることを示すものですか？ 短い腸管はどうですか？

A 尖った臼歯のみが肉食動物であることを示します。

B 短い腸管のみが肉食動物であることを示します。

C どちらもが、肉食動物であることを示します。

3 図 84 に、マントヒヒとその頭蓋骨を示します。マントヒヒは肉食、草食、雑食のうちどれですか？

A 肉食動物

B 草食動物

C 雑食動物

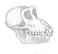

▼ 図 84 マントヒヒ

以下の情報を用いて、次の問 4 と 5 に答えなさい。

マンモスはゾウに似た絶滅種です。図 85 に、マンモスの頭蓋骨と臼歯の上面図を示します。発掘された臼歯から、絶滅種のマ

ンモスがかつて食べていた食物の種類がわかります。凍結したマンモスが、シベリアの永久凍土で見つかりました。これらマンモスの胃の内容物も研究されています。

4 マンモスの臼歯はどのタイプですか？

A 尖っています。

B 凸凹がたくさんあります。

C 隆起しています。

5 凍結マンモスの胃からはどんな種類の食物残渣が見つかりましたか？

A 動物性の食物残渣のみ

B 植物性の食物残渣のみ

C 動物性、植物性、両方の食物残渣

▼図85　　　　　2 臼歯

1 頭蓋骨

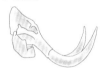
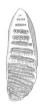

発展問題 15

以下の問題に答えなさい。

1 ブドウはすぐに腐ります。レーズン（**図86**）はブドウから作られますが、長期間保存できます。なぜレーズンはブドウのようにすぐにだめにならないのでしょうか？

A レーズンはブドウよりも糖分が少ないため。

B レーズンには糖分が多量に含まれるため。

C レーズンはブドウに比べ水分が少ないため。

D レーズンは生成過程で強力に加熱されるため。

▼図86

1 ブドウ　　　　2 レーズン

2 ビーツジュースは、よくイチゴのアイスやヨーグルトに加えられます。これにより鮮やかな色になります。ビーツジュースは添加剤ですか？また保存料ですか？

A 添加剤 - はい　　保存料 - はい

B 添加剤 - はい　　保存料 - いいえ

C 添加剤 - いいえ　保存料 - はい

D 添加剤 - いいえ　保存料 - いいえ

3 食物は自然保存料で保存可能です。図87に示す食品に添加される保存料は何ですか？

A 窒素

B 砂糖

C 塩

D 水

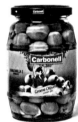

▼図87　オリーブ

4 以下の3つの食品について考えなさい。粉ミルク、液体コーヒークリーム（滅菌済）、生乳（低温殺菌）。これら3つの食品のうち、スーパーマーケットの冷蔵コーナーで売られているのはどれですか？

A コーヒークリームのみ

B 生乳のみ

C コーヒーミルクと生乳のみ

D すべて

5 挽いたコーヒーの主な保存方法はどれですか？

A 通常、添加物が含まれます。

B 挽いたコーヒーは通常放射線照射されます。

C 挽いたコーヒーは通常真空パックで包装されます。

D 挽いたコーヒーは通常乾燥されます。

時間があれば応用に取り組むことができます。応用は、異なるトピックから選ぶことができます。このUnitの応用は2つのトピックからなっています。あなたの先生がどのトピックを選ぶべきか指示してくれるでしょう。

1 製品情報

この応用では、食品のパッケージにどのような情報が載せられるべきかを学びます。家で食品表示を探し、それらについて考えてみましょう。

食品のパッケージは、内容物についての情報を与えてくれます（**図88**）。これを**製品情報**と呼びます。製造業者は、製品の名称、製造業者の名称、内容総量、賞味期限、成分表をパッケージに記載することが法的に求められています。また、パッケージには**製品コード**や**バッチコード**と呼ばれる番号を記載しなければなりません。これらの番号によって、正確にいつどこでその製品が製造されたのかを追跡することが可能になります。食品汚染が発生した場合には、その他の汚染された可能性がある食品についても知ることができます。

▼図88 製品情報

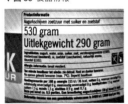

1 キュウリのピクルス

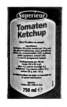

2 トマトケチャップ

総量の後ろに、しばしば大きな文字で「e」と書かれています（**図88.2**）。この「e」は、**estimate**（推計された総量）の最初の文字です。実際の総量は、表示総量から一定量以上異なってはいけません。

パッケージされた食品には**賞味期限**があります。これは、オランダでは「それより前に使用すること」あるいはその略語「THT」と日付で示されます。未開封で正しく保存されている場合、その日付までは製造業者が製品の品質を保証します。牛乳や乳製品、肉やその他の傷みやすい製品は、絶対に表示された賞味期限を過ぎて保存してはいけません。どのようにその製品を保存す

▼図89 製品情報中の栄養成分表示

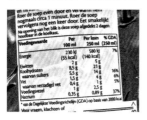

るかは、保存方法に書かれています。

成分とは、その製品を作る原材料のことです。原材料は、量の多い順にパッケージに羅列されています。成分表は、添加物についても記載しています。

健康に害を及ぼさない添加物には、E番号（図88.1）が付与されます。E番号の付いた添加物は、ヨーロッパ全土で使用が許可されています。特定の添加物に対して、過敏な（アレルギーがある）人もいます。そのような人は、ある食品を食べることができるかどうか、E番号を使って調べることができます。Eのない番号だけを持つ添加物は、ヨーロッパの限られた国でのみ許可されています。

また、製造業者が栄養成分表示を記載することも、ますます一般的になっています（図89）。パッケージには、通常100 gまたは100 mL当たりの製品中のエネルギー、脂質、たんぱく質、炭水化物の量が記載されています。ミネラルやビタミンも場合によっては示されています。エネルギーは通常、キロジュールとキロカロリーの両方で示されます。

2 動物のどの部位を 食べているでしょうか？

この応用では、肉を食べる時に正確にはどの部位を食べているかを学びます。

オランダでは、豚、牛、ニワトリ、羊、馬など、様々な種類の動物の肉を買うことができます。

肉の種類は、動物のどの部位から取られたかによって決まります。図90は、豚や牛のどの部位がどんな種類の料理に使われるかを示しています。

肉は、基本的には動物の筋肉です。筋肉は多くのたんぱく質を含みます。骨や軟骨の一部を含む肉の部位もあります。肉には脂肪も含まれま

す。ベーコンは豚から作られます。ベーコンの外側の硬い部分は皮膚です（**図91**）。赤身の部分は筋肉です。赤身と外側の部分の間には脂肪の層があります。

　肉は非常にたくさんの水分を含みます。調理の際に、その水分はいくらか失われます。調理によって100グラムの生肉は75グラムになります。

　肉はまた、肝臓や腎臓といった内臓からも取れます。これらは、臓物と呼ばれることもあります。動物は、エサと一緒に有害な物質を取り入れてしまうことがあります。そのような有害物質は特に内蔵に溜まります。そのため、オランダ栄養センターは、あまり頻繁に臓物を食べないように推奨しています。

▼**図90**　肉の種類

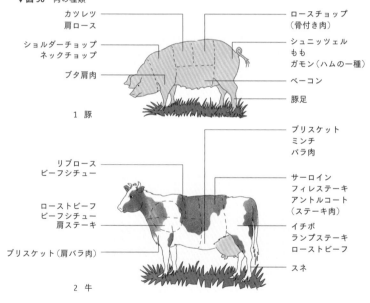

カツレツ
肩ロース

ショルダーチョップ
ネックチョップ

ブタ肩肉

ロースチョップ
（骨付き肉）

シュニッツェル
もも
ガモン（ハムの一種）

ベーコン

豚足

1　豚

リブロース
ビーフシチュー

ローストビーフ
ビーフシチュー
肩ステーキ

ブリスケット（肩バラ肉）

ブリスケット
ミンチ
バラ肉

サーロイン
フィレステーキ
アントルコート
（ステーキ肉）

イチボ
ランプステーキ
ローストビーフ

スネ

2　牛

▼**図91** ベーコン

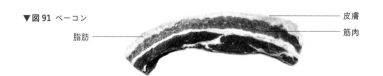

皮膚

筋肉

脂肪

Unit 3
循環系

このUnitでは「循環系」をテーマに学びます。血液は血管を通じて全身を巡っています。Unit1では血液が酸素と二酸化炭素を運ぶことを学びました。血液は、他にも栄養素など多くのものを運びます。このように物質を方々に運ぶことを「輸送」と呼びます。心臓は血液を全身へ押し出しています。血液が全身を巡る経路は循環系と呼ばれています。腎臓は血液をろ過して、尿を作ります。医師はしばしば血液の組成から、健康かそうでないかを判断します。

1 血液

　成人は5-6リットルの血液を有しています。血液成分の55%は、血漿と呼ばれる液体から構成されています。残りの45%は、赤血球、白血球、血小板からなります（図1）。

　図2に、血液が入った2本の試験管が示されています。試験管1には新鮮な血液が入っています。一方、試験管2は数日間立てて置かれていたものです。赤血球と血小板が底に沈んでいます。赤血球と血小板の上の黄色い液体は血漿です。

　血液の役割は、栄養素、酸素、老廃物や熱など身体が機能するために必要なすべてのものを輸送することです。

▼**図1** 血漿と赤血球

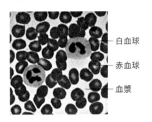

— 白血球
— 赤血球
— 血漿

▼**図2** 血液の入った試験管

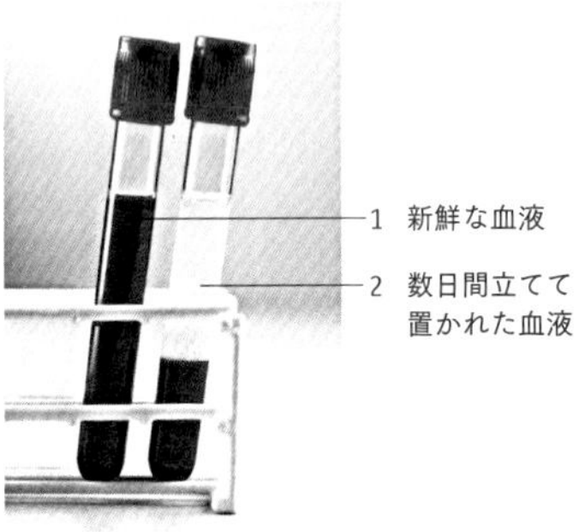

1 新鮮な血液
2 数日間立てて
　置かれた血液

血漿

　血漿は、7%のたんぱく質（血漿たんぱく質）と91%の水からなります（図3）。残りの血漿成分は水の中に溶けている物質です（塩類を含みます）。

　血漿たんぱく質の1つにフィブリノーゲンがあります。フィブリノーゲンは血液凝固に関与しています。血液凝固については、応用2でさらに学びます。

　血漿は、酸素（少量）、栄養素、二酸化炭素やその他の老廃物など、多くの物質を運びます。

▼図3　血液の組成

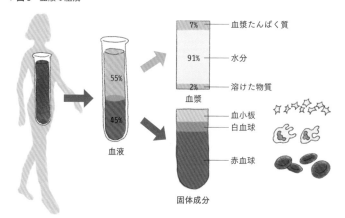

▼図3　血液の組成

赤血球

　赤血球は小さく、円盤のような形をしています（図4）。中央部分は外側の部分よりやや薄くなっています（図5）。赤血球には細胞核がありません。1立方ミリメートルの血液には、平均して500万個の赤血球が含まれます。

▼図4　赤血球（倍率1万倍）　　　▼図5　赤血球

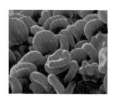

1　平面図　　　　　2　断面図

　赤血球は主に酸素を運んでいます。赤血球には**ヘモグロビン**と呼ばれる赤い色素が含まれます。ヘモグロビンによって、赤血球は簡単に酸素を吸収したり、放出したりすることができます。赤血球は、肺で酸素を吸収し、その他の臓器で酸素を放出します。ヘモグロビンが不足すると、とても疲れやすくなります（**図6**）。

▼**図6**

ソフィー

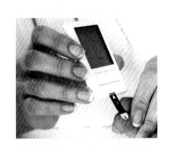

　はじめまして、私はソフィー、13歳です。私はしばしばとても疲れたり、頭痛がしたり、息切れがします。バレエをしている時に、2度ほど気絶したことがあります。学校で気絶してしまった時に、お医者さんに行きました。はじめ、先生は私が糖尿病かもしれないと考えました。すぐに、指先から採血して血糖値測定器（図参照）で血糖値を調べましたが、私の血糖値はそんなに高くありませんでした。幸い、私は糖尿病ではなかったのです！　病院でさらに詳しく血液検査を受けました。3日後出た結果で、私は十分量の血色素（ヘモグロビン）、つまり十分な鉄分量を持っていなかったのです。薬を処方してもらってからは、私の具合はすぐに良くなりました。

白血球

　白血球（はっけっきゅう）は細胞核を持っています（**図7**）。白血球は骨髄で作られます。最も細い血管の、狭い隙間も通り抜けることができるように、決まった形は取っていません（**図8**）。白血球は病原体（細菌などの病原菌）を破壊します。ある種の白血球は、病原体を貪食して消化することで破壊します（**図9**）。通常、この過程で白血球は死んでしまいます。このようなことは、例えば傷が感染した時に起こります（**図10**）。傷口の膿（うみ）は、死んだ白血球と白血球が殺した細菌からできています。また、別の方法で病原体と戦う白血球もあります。より詳しくは基礎7で学びます。1立方ミリメートルの血液には、平均して7000個の白血球が含まれています。

▼図7　白血球
　　　（染色像、倍率6000倍）

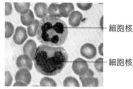

細胞核
細胞核

▼図8　白血球は最も細い血管の壁にある
　　　隙間を通り抜けることができます。

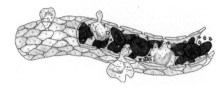

▼図9　白血球は病原体を飲み込んで消化することで殺します
　　　（模式図）。

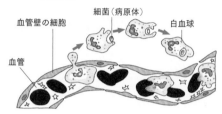

血管壁の細胞
細菌（病原体）
白血球
血管

▼図10　膿を伴う感染傷

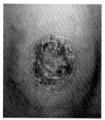

血小板

　血小板は細胞ではありません。壊れた細胞のかけらです（**図11**）。血小板には細胞核がありません。1立方ミリメートルの血液には、平均して30万個の血小板が含まれます。

　血小板は、**血液凝固**で重要な役目を果たしています。血小板には、血液が血管の外に出た時に、きちんと固める物質が含まれています（**図12**）。血漿も血液凝固に関与しています。これについては、応用2でより詳しく学習します。

　血液は血管の中でも凝固することがあります。凝固すると、血管の中に血餅や血栓が形成されます。これを**血栓症**と呼びます。

　血栓によって、血管が損傷して、血流が障害されることがあります。

▼図11　血小板

血小板

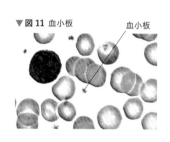

▼図12　傷ができると、血漿中の物質と血小板が血餅を形成します。

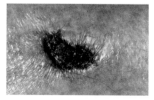

2 血液循環

ヒトの循環系(じゅんかんけい)は心臓(しんぞう)と血管(けっかん)から構成されます。

全身には大小様々な血管が張り巡らされています（**図13**）。

心臓は血管に血液を押し出します。血液が全身を巡ることを血液 循環(けつえきじゅんかん)と言います。血液が全身に物質を輸送している間、ほとんどの血液は血管内にとどまっています。そのため、閉鎖血管系(へいさけっかんけい)と呼ばれているのです。

▼**図13** 全身に張り巡らされた
大小様々の血管

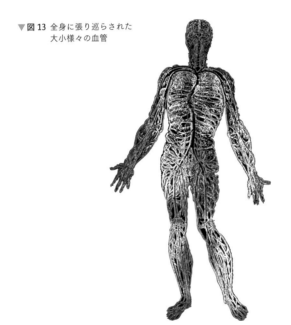

肺循環

心臓は二重のポンプです。心臓の右側(しんぞうのみぎがわ)は血液を左右の肺に送っています。血液は肺から再び心臓に戻ってきます。血液循環のこの部分を肺 循 環(はいじゅんかん)と呼びます（**図14**）。肺循環では酸素が血流に吸収され、二酸化炭素が空気中に放出されます。これは肺で行われます。

体循環

　肺循環の後、血液は心臓の左側に入ります。心臓の左側のポンプは、全身の臓器へ血液を送り出します（図14）。そこから血液は、心臓の右側へ戻ってきます。血液循環のこの部分を体循環と呼びます。

　体循環は酸素と栄養素（グルコースを含む）を細胞に運び、二酸化炭素とその他の老廃物が血流に吸収されます。

　1回の循環系路で、血液は心臓を2回通過します。そのため、二重循環系と呼ばれます。

▼図 14　ヒトの二重循環系（模式図）

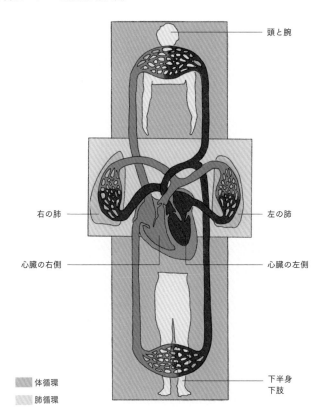

頭と腕

右の肺

左の肺

心臓の右側

心臓の左側

下半身
下肢

体循環

肺循環

3 心臓

心臓は、胸骨の下側の少し左寄りの胸腔_{きょうくう}内に位置しています（**図15**）。心臓は、ほぼこぶし大の大きさです。

▼**図15** 心臓の位置（模式図）

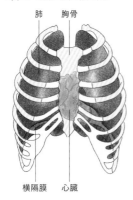

肺　　胸骨

横隔膜　　心臓

心臓の構造

心臓は、中が空洞の筋肉構造です。心臓の表面には、冠状動脈と冠状静脈が走っています（**図16**）。冠状動脈_{かんじょうどうみゃく}は、酸素と栄養素が豊富な血液を心臓の筋肉に供給します。冠状動脈は、大動脈から分岐しています（**図16.2**）。冠状静脈_{かんじょうじょうみゃく}は、二酸化炭素とその他の老廃物を多く含む血液を、心臓の筋肉から運び出します。

▼**図16** 心臓（外観）

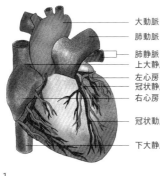

大動脈
肺動脈
肺静脈
上大静脈
左心房
冠状静脈
右心房
冠状動脈
下大静脈

1

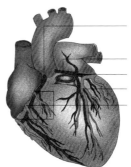

大動脈から分岐
する冠状動脈

肺動脈（断面図）
冠状動脈
冠状静脈
右心房へ出ていく
冠状静脈

2

　心臓は、2つの心房と2つの心室にわかれています（図17）。隔壁（中隔）は、心臓の右側と左側を隔てている壁です。

　上半身の臓器を経た酸素の少ない脱酸素化血液は、上大静脈を通って心臓に入ります。下半身の臓器を経た脱酸素化血液は、下大静脈を通って心臓に入ります。これらの主静脈からの血液は右心房に流れ込み、そこから右心室へ流れていきます。右心室はその血液を肺動脈へ押し出します。血液は肺で酸素化され、肺静脈を通って再び心臓に戻ってきます。肺静脈からの血液は左心房に流れ込みます。血液は、左心房から左心室へ流れていきます。左心室から大動脈を経て全身の臓器へ血液を押し出し、それらの臓器で血液は脱酸素化されます。そして、2つの主静脈を通って再び心臓にもどってきます。

▼図17　心臓（縦方向の断面図）

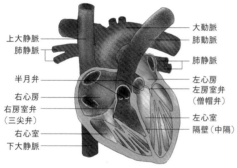

上大静脈
肺静脈
半月弁
右心房
右房室弁
（三尖弁）
右心室
下大静脈

大動脈
肺動脈
肺静脈
左心房
左房室弁
（僧帽弁）
左心室
隔壁（中隔）

　心房と心室は房室弁によって隔てられています。これらの弁は、血液が心室から心房へ逆流するのを防いでいます（図18）。

▼図18　どのようにして房室弁が機能するか（模式図）

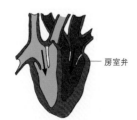

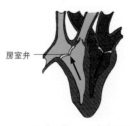

房室弁

房室弁

1　弁が開く：血液は心房から心室へ流れる

2　弁が閉じる：血液は心室から心房へ逆流できない

　半月弁は、肺動脈と大動脈の起始部に位置しています（図19）。この弁
は、血液が心室へ逆流するのを防いでいます（図20）。

▼図19　大動脈の半月弁（模式図）

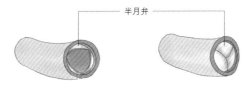

1　半月弁が開いたところ　　　2　半月弁が閉じたところ

▼図20　どのようにして半月弁が機能するか（模式図）

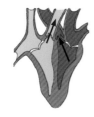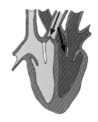

1　半月弁が開く：血液が右心
　室から肺動脈へ、左心室か
　ら大動脈へ流れる

2　半月弁が閉じる：血液は肺
　動脈から右心室へ、大動脈
　から左心室へ逆流できない

心周期

　成人の心臓は1分間に約70回収縮します。これを、心拍数70^{しんぱくすう}と言います。心臓の鼓動（心拍音）を聞くことができるのは、心臓の弁が閉じる際に音が出るためです。心周期には3つの段階があります（**図21**）。

▼**図21** 心周期（模式図）

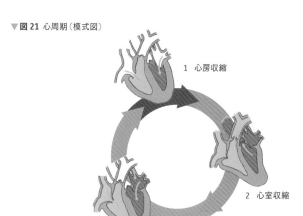

1　心房収縮

2　心室収縮

3　休止期（弛緩期）

　心臓の鼓動（心拍）は、心房が大静脈と肺静脈からの血液で満たされることで始まります。心房収縮^{しんぼうしゅうしゅく}は、心臓の両側で同時に起こります。これにより、血液は心室へ送り出されます（**図21.1**）。その時、心室は弛緩しています。

　心室が血液で満たされると、心室収縮^{しんしつしゅうしゅく}が起こります（**図21.2**）。房室弁が閉じ、血液が心房へ逆流するのを防ぎます。心室内圧が上昇し、心室内圧が大動脈圧と肺動脈圧よりも高くなると、半月弁が押し開かれます。血液はこの時、大動脈と肺動脈へ同時に押し出されます。心室収縮のあいだ、心房は弛緩しています。

　このあとに弛緩期^{しかんき}になり、心室と心房の両方が弛緩します。血液は大静脈と肺静脈から心房へ、幾分かは心室へも流れ込み（**図21.3**）、半月弁は閉じます。これにより、血液が肺動脈と大動脈から心室へ逆流するのを防ぎます。そして、再び心房収縮が始まるのです。

4 血管

　血管には動脈・毛細血管・静脈の3種類があります（**図22**）。

　心臓は**動脈**に血液を拍出します。血液は、動脈を通って心臓から各臓器に力強く流れていきます。この時高い**血圧**がかかるため、動脈の血管壁は厚く、硬度と弾力性を持ち合わせる必要があります。心臓から血液が拍出されると動脈は拡張し、その後もとの形状に戻ります。自分の手首を触ると**脈**を感じることができます。手首では、動脈は皮膚のすぐ真下を走行していますが、ほかの動脈は体の深い部分にあるので、容易に損傷しにくくなっています。

▼図22　3種類の血管

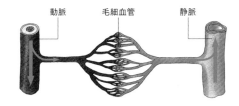

1　動脈−毛細血管−静脈（模式図）

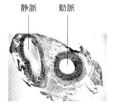

2　動脈と静脈の断面図

　各器官では、動脈は徐々に小さい血管に分かれていき（**図23**）、血管壁も徐々に薄くなっていきます。血管のうち、1細胞分の厚みの血管壁しかないものは、**毛細血管**と呼ばれます。器官中の毛細血管は**毛細血管網**を作ります（**図24**）。

　毛細血管の血圧は非常に低くなります。酸素と栄養素を含んだ血液は、毛細血管の薄い壁を出て細胞の中に入ります。細胞は、酸素と栄養素を使って呼吸をします。呼吸は二酸化炭素と老廃物を生じ、これらを含んだ血液は薄い壁を通って毛細血管内に入ります。

　そして、毛細血管は集まり、束になって大きな血管、つまり静脈につながっていきます。

▼**図 23** 手の血管

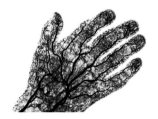

▼**図 24** 毛細血管網

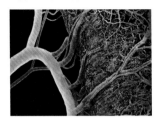

　血液は**静脈**を通って心臓に戻ってきます。静脈の血圧は低く、静脈の壁は動脈よりも薄く弾力性もありません。静脈には、感じ取れるほどの拍動はありません。静脈は、一般的に体の表面に近いところを走行し、手に青い線として見られます（**図23**）。

　心臓は静脈から血液を引き戻しています。多くの静脈、特に手や足の静脈は**弁**を持っており、これら静脈弁があることで、血流は一方通行になっています（**図25**）。弁は心臓へ血液を戻すのに一役買っており、血液が器官に戻っていかないようにしているのです。肺動脈と大動脈の起始部には半月弁がありますが、それ以外の動脈には弁はありません。

▼**図 25**　静脈の図

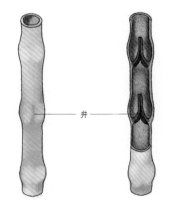

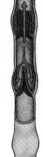

弁が開放

弁が閉鎖

弁

1　外側から見た図　　　2　縦断面　　　3　静脈弁の働く仕組み

循環器系

体内すべての血管によって循環系が形成されます。図26は循環系のうち、主要な血管を示しています。毛細血管は省略されています。赤色の血管は酸素を含んだ血液を、青色の血管は 脱酸素化された血液を含んでいます。

▼ **図 26** 循環系の図

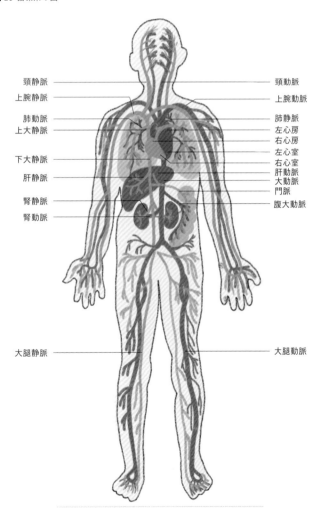

頸静脈
上腕静脈
肺動脈
上大静脈
下大静脈
肝静脈
腎静脈
腎動脈
大腿静脈

頸動脈
上腕動脈
肺静脈
左心房
右心房
左心室
右心室
肝動脈
大動脈
門脈
腹大動脈
大腿動脈

　動脈と静脈は、向かっていく、あるいは出てゆく臓器によって名前が付いています。例えば、腎動脈は腎臓に血液を供給し（形容詞のrenalはラテン語で腎臓という意味）、腎静脈は腎臓から血液を運び出します。

　腸管壁から運び出される血液だけは例外です。ほとんどの腸管からの血液は、門脈を通って肝臓に運ばれます（**図27**）。この血液は、腸管の呼吸により酸素が使われてしまうので、脱酸素化されています。肝臓には、酸素を含む血液が肝動脈_{かんどうみゃく}から別に供給されます。そして肝臓から出てくる血液は、肝静脈_{かんじょうみゃく}によって運ばれます。

　Unit2では、小腸が栄養素を吸収して、血流に供給することを学びました。したがって、門脈血の成分はかなり変動します。門脈は、食事後にはとても多く栄養素を含み、吸収された栄養素の一部は、一時的に肝臓に蓄えられます。

▼**図27**　門脈とその末梢肢

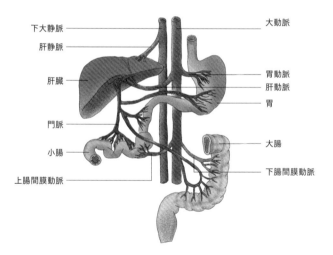

下大静脈
肝静脈
肝臓
門脈
小腸
上腸間膜動脈

大動脈
胃動脈
肝動脈
胃
大腸
下腸間膜動脈

5 循環器疾患

循環器疾患とは、心臓と血管の病気の総称であり、オランダにおける代表的な死因の1つです（**図28**）。循環器疾患の多くは、高血圧とアテローム性動脈硬化症（以下動脈硬化症）によって引き起こされます。

▼図28

オランダにおける循環器疾患

がんと循環器疾患は、2011年におけるオランダの死因の2大疾患です。2011年には、オランダでは44038人ががんで亡くなり、38132人が循環器疾患で亡くなっています。さらに、13500人が呼吸器疾患で亡くなり、40231人がその他の原因で亡くなっています。ヨーロッパにおける死亡者

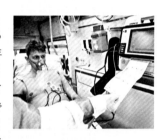

で見ると、その約半数が循環器疾患で亡くなっています。研究によると、この循環器疾患による死亡者の割合は、オランダにおいては比較的低いことがわかっています。この理由として、若い人たちのうち、循環器疾患になりやすい人が早く発見されていること、また循環器疾患に対する治療法が進んでいること、が挙げられます。2012年には、オランダの人は他国に比べて健康的な生活をしていることもわかりました。

▼図29 血圧測定の様子

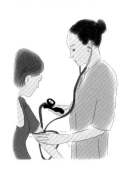

高血圧

血圧とは、血液が心臓から拍出される際に動脈にかかる圧力のことです。血圧は血圧計で計測します（**図29**）。血圧に問題を持っている人は比較的多くいます。低血圧はそう頻繁には見られませんが、あまり大きな問題にはなりません。**低血圧**の人はよく頭痛が起こったり、めまいがしたりします。それは、特に起き上がったり立ち上がった直後などに起こ

ります。**高血圧**の方がもっと頻繁にみられ、過去の研究から高血圧だと寿命に影響するということがわかっています（**図30**）。長年高血圧の人は、動脈壁を損傷し、動脈硬化を引き起こします。

▼**図30**

血圧研究について

　血圧に関する研究は非常に多く行われています。右のグラフに示されている研究は、医師が被験者の腕の動脈で血圧を測って、データを統計処理するというシンプルなものです。それによると、高血圧は寿命を短くすることがわかりました。この研究では、アメリカの研究者たちが2239人の男性（56-68歳）の血圧を被験者が死亡するまで計り続けました。グラフは被験者を高血圧の人と血圧が正常な人の2グループに分けて、各グループの被験者が平均で何年間生きたかを示したものです。この結果によると、血圧が正常な人の方が高血圧の人よりも、平均で3年ほど長く生きたことがわかりました。

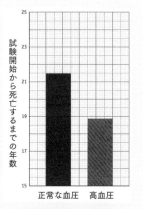

	収縮期血圧	拡張期血圧
低血圧	< 90	< 60
最適血圧値	~120	~80
健康な人の血圧値	< 140	< 90
高血圧	140-160	90-100
重度高血圧	> 160	> 100

1 血圧値とその分類

2 血圧の寿命に及ぼす影響

動脈硬化

　血液は健常な血管を自由に流れることができますが、血液中の**コレステロール**などの脂質は血管壁に付着します。これは、高血圧で血管壁が損傷されていたりすると、特によく起こります。コレステロールなどが付着すると、脂肪層や塊のような層ができてしまい、この部分に石灰化物が沈着します。これを**動脈硬化**と呼びます（**図31**）。この石灰化物はカルシウムを含み、血管を硬くし、弾力性を減らし、血管内を狭くした

り、時には完全に塞いだりしてしまいます。この結果、臓器や組織に供
給される血液の量はいちじるしく減少したり、完全に途絶えてしまった
りします。酸素や栄養素の供給量が減ると、臓器や組織の働きも悪くな
り、時には機能不全を起こしてしまいます。

▼図31　動脈硬化

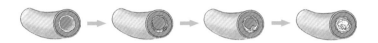

1　健康な血管　　　　2　早期の動脈硬化　　　3　石灰化物の沈着　　　4　閉塞した血管

　血管内が狭くなったり、血管壁の弾力性が低くなると、血圧も高くな
ります。心臓は、狭くなった血管に血液を押し通さないといけないの
で、より強く拍出しなければなりません（**図32**）。その結果、心臓に大き
な負荷がかかります。心臓の筋肉に血液を送る冠状動脈の動脈硬化は、
心筋梗塞を引き起こします。

心筋梗塞と脳梗塞

　心臓の筋肉の一部に酸素や栄養素が届かなくなると、その部分は壊死
を起こします（**図33**）。これを心筋梗塞と呼びます。

　心筋梗塞を起こした範囲が大きいと死に至りますが、多くの場合は、
そこまで大きな心筋梗塞を突然引き起こすことはなく、その前に前ぶれ
となる症状を示すことがよくあります。小さな冠状動脈枝が詰まって
も、多くの場合は、他の枝が代替的に血液を供給することができます。

　冠状動脈が重度に狭くなっている場合には、血管形成術という技術に
よって治療ができます。これは、腕や足
の動脈から、狭まっている血管に風船の
一種を挿入し、膨らませて、ステントを
留置する方法です（**図34**）。ステントは、
金属ワイヤで作られた網目構造の筒であ
り、狭くなった冠状動脈の血管を拡げ、
そして支えることで、心筋への血流が再
度流れるようにします。

▼図32　狭くなった血管

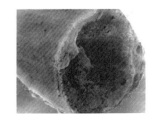

▼図33　心筋梗塞

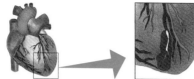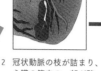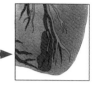

1　健常な心臓

2　冠状動脈の枝が詰まり、心臓の筋肉の一部が酸素や栄養素を十分に受けられなくなります。

3　心臓の筋肉の一部が壊死します。

▼図34　ステントを留置する血管形成術治療

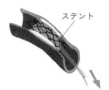

ステント

1　先端にバルーンと折りたたまれたステントを搭載したカテーテルを冠状動脈に挿入する。

2　バルーンを膨らませると、ステントも同時に広がり、石灰化した層を破砕しながら血管内を拡張します。

3　カテーテルとバルーンだけが抜き取られ、ステントは狭くなった部分を広げたまま留置されます。

冠動脈バイパス手術（かんどうみゃくバイパスしゅじゅつ）は、狭くなった冠状動脈の部分を迂回して、血流を確保する手術です（**図35**）。この手術には、通常足の血管が使われます。図36は、バイパス手術を施した後の心臓の模型です。図37で看護師や循環器医師たちの現場の声を聞いてみましょう。

▼図35

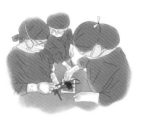

▼図36

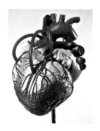

脳梗塞（のうこうそく）は、脳の血管が動脈硬化や血栓で詰まることによって起こります。心筋梗塞と同じく、血管が詰まるとその血管によって酸素や栄養素の供給を受けていた脳の組織の機能に障害が出ます。

▼図37

救急救命看護師と循環器医師

救急救命室では、24時間、医師、看護師や受付サポートが常に子供から大人まで様々な患者の治療にあたっています。

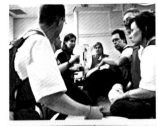

「こんにちは！ 私の名前はカディヤ。看護師として救急救命室で働いています。看護師の仕事をするには、常に他人とうまく接することができることが重要です。救急救命室に来る患者さんは、色々なことで困っている人ばかりなので、親身になって話を聞いてあげることが必要です。わたしたちは、常に冷静を保ち、正しいことを素早く、

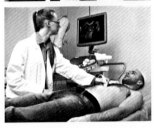

的確なタイミングで行うことが求められます。その後、専門医がきて仕事を引き継ぎます。例えば、患者さんがカテーテル治療でステントが必要だったりする場合は、循環器内科医（心臓の専門家）に引き継ぎます」。

「こんにちは！ 私の名前はマリアです。私は循環器内科医つまり、心臓の病気を治す専門家で、カテーテル治療やステント治療を行っています。冠動脈バイパス手術が必要な場合は、心臓外科医と相談します。わたしたちの領域では「時は筋肉なり」とよく言われます。これは、心筋梗塞は、迅速に治療の判断をしなければいけないため、時間が経てば経つほどどんどん心臓の筋肉は壊死してしまうので、とても大きな時間のプレッシャーの中で皆働いています」。

循環器疾患の予防

　遺伝的因子は、循環器疾患のリスクに重要な役割を担っています。例えば、ある人たちは遺伝的な理由でコレステロールの値が高くなっています。この遺伝的因子に関しては、わたしたちは何もできず、コレステロールを下げる薬を飲むしかありません。一方で、遺伝的因子以外のリスクに関しては、例えば禁煙をしたり、適性体重を保ったりすることで、循環器疾患のリスクを抑えることができます（**図38**）。循環器疾患の予防に最も効果的な方法は、健康的な生活を心がけることです。図39は、健康的な生活に関するアドバイスを示しています。

▼**図38** 非健康的な生活の典型

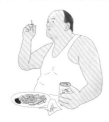

▼**図39**

健康的な生活へのアドバイス
1 煙草を吸わないことは、心臓と血管にとってとても重要です。 2 成人：1日にお酒は2杯まで 　青年：アルコールは20歳になってから（できれば24歳まで待ちましょう） 3 健康的でバランスのとれた食事：ビタミン、ミネラル、食物繊維を十分に摂って、飽和脂肪酸は避けましょう。塩分も控え目に。 4 定期的に運動をしましょう（最低でも1日30分）。 5 健康的な体重を保つことを心がけましょう。

6 排泄

排泄は特定の臓器が担っています。Unit1で学んだように、肺は二酸化炭素を排出します。他の老廃物の多くは腎臓を通って排泄されます。

腎臓と泌尿器

腎臓は、腹腔内に背骨の左側と右側に位置し、横隔膜の下に一対あります（**図40**）。酸素を豊富に含んだ血液は、腎動脈を通過して腎臓に運ばれます。運ばれてきた血液には、様々な器官で生じた老廃物が含まれますが、腎臓でろ過され、余剰な老廃物を除去しています。ろ過された血液は、腎静脈を経て腎臓から流れ出て行きます。

▼**図40** 腎臓と泌尿器（模式図）

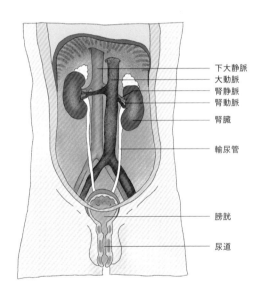

下大静脈
大動脈
腎静脈
腎動脈
腎臓
輸尿管
膀胱
尿道

　腎臓は、**腎皮質**、**腎髄質**、および**腎盤**（**腎盂**）から構成されています（**図41、42**）。腎皮質と腎髄質は、血液から老廃物を取り除くだけでなく、余剰な水分や塩分、および、あらゆる有害物質を取り除いています。ろ過された液体は尿となります。

▼**図 41** ヒトの腎臓

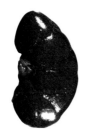

▼**図 42** 腎臓の縦断面

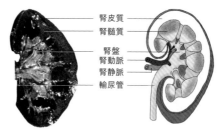

腎皮質
腎髄質
腎盤
腎動脈
腎静脈
輸尿管

1　写真　　　　　　　　　　　　　2　模式図

　腎盤に集められた尿は、**輸尿管**を経て**膀胱**に溜まります（**図43**）。尿は膀胱に一時的に貯留されるので、常に排尿する必要がなくなります。排尿の際、尿は膀胱から**尿道**に送られます。

▼**図 43** 膀胱と尿道の位置（模式図）

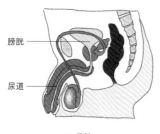

膀胱

尿道

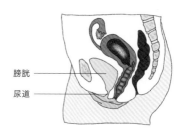

膀胱

尿道

1　男性　　　　　　　　　　　　　2　女性

7 免疫系

　自分の体の成分以外の物質を**異物**、もしくは、**抗原**と言います。こうした異物が体内に侵入すると、**免疫系**が反応します。免疫反応は、感染時や輸血時でも起こり得ます。

　感染とは、抗原を有する病原体が体内に侵入することです。病原体は通常、バクテリアやウイルスのことを指しますが（**図44**）、**ウイルス**は一般的には生物とはみなされていません。

▼**図44　ウイルス**

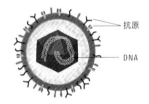

1　抗原を有したウイルス

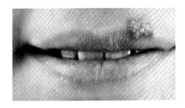

2　口唇ヘルペスはウイルスによって引き起こされる

抗体

　基礎1で学んだように、ある特定のタイプの白血球は、病原体を取り込んで消化することで，病原体を排除しています（**図45**）。白血球の中には、**抗体**を作り病原体を攻撃する別のタイプの白血球もあります。免疫系は、体内に侵入した病原体を異物（抗原）として認識します。白血球が異物として認識すると、その特定の病原菌に対する抗体を作り出します。

▼**図45　バクテリアを排除する白血球細胞（模式図）**

白血球細胞

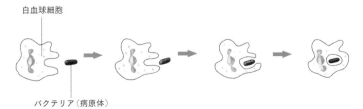

バクテリア（病原体）

　抗体は病原体の特定の抗原部位に結合し、病原体を無毒化します（**図46**）。

　種々の異なった病原体は、病原体ごとに異なる抗原を含んでいます。あるタイプの抗体は、ある特定のタイプの抗原にしか結合することができないため、体内では多くの異なった抗体を作る必要があります。

▼**図46**　病原体に対する抗体の産生（模式図）

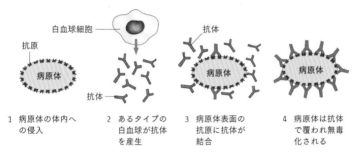

1　病原体の体内への侵入　　2　あるタイプの白血球が抗体を産生　　3　病原体表面の抗原に抗体が結合　　4　病原体は抗体で覆われ無毒化される

自然免疫

　感染すると、白血球が病原体と戦うのに十分な量の抗体を産生するまで、多少の時間を要します（**図47**）。そのため、しばしば最初は病気になりますが、十分な抗体が産生されると病状が良くなって行きます。

　産生された抗体は、かなりの長い間、血流の中にとどまり続けます。一度抗体を産生した白血球は、抗体を作る方法を「記憶」していますから、同じ病原体に感染した時には、抗体をすぐに作ることができます（**図47**）。わずかな時間で大量の抗体を産生するので、病気にならなくて済みます。このようにして、病気に対して免疫を持つことになります。

▼**図47**　同種の病原体に2度感染した際の血液中の抗体量

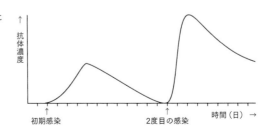

多くの子供は、幼児のころ水疱瘡にかかります（**図48**）。罹患はしますが、病原体と戦う抗体を産生します。こうして水疱瘡に対する永続的な**免疫**を持つことになります。子供たちは、自分自身で病気と戦ったので、こうした病原体の対処法を**自然免疫**と言います。

▼**図48** 水疱瘡に罹患した子供

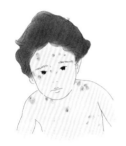

▼**図49** ワクチン接種を受けている少女

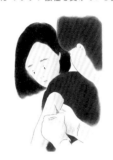

人工免疫

免疫は人工的に作り出すこともできます。麻疹のような病気に対するワクチンを接種した際に、免疫が作り出されます。これは**予防接種**と呼ばれます（**図49**）。予防接種とは、**ワクチン**を体内に投与することです。ワクチンは、**無毒化された病原体**、もしくは**弱毒化した病原体**が含まれています。特定の白血球は、病原体と戦う抗体を産生します。病原体は無毒化されているか弱毒化されていますので、最悪の場合でもちょっと気分が悪くなる程度です。予防接種後、生きた病原体に感染した場合、体内ではすみやかに抗体を産生することができます。こうして免疫を持つようになり、病気にかかることもなくなります。こうした病原体への対処方法は**人工免疫**と呼ばれています〔この自然由来と人工由来の免疫をあわせて「獲得免疫」と呼びます。また獲得免疫は母乳をはじめより自然に近い形で得られる「自然免疫」（本文中とは異なる概念です）と対で理解されています〕。

オランダのほとんどすべての子供たちは、複数の感染症に対する予防接種を受けています（**図50**）。オランダ国内で予防接種を導入して以来、多くの感染症がほぼなくなったか、完全に消滅しました。

　旅行者は、感染症に罹患する可能性が高い国に旅行する際には、予防
接種を受けることもできます。

▼**図 50** 予防摂取スケジュール

	1期					2期	3期	4期
	生後 6－9週	生後 3カ月	生後 4カ月	生後 11カ月	生後 14カ月	4歳	9歳	12歳
接種 1	DTaP/IPV Hib HepB	DTaP/IPV Hib HepB	DTaP/IPV Hib HepB	DTaP/IPV Hib HepB	MMR	DTaP/IPV	DT/IPV	HPV
接種 2	Pneu		Pneu	Pneu	MenC		MMR	

凡例

D	=ジフテリア	M	=おたふく風邪	
aP	= 百日咳	M	= 麻疹	
T	= 破傷風	R	= 風疹	
IPV	= 不活性化ポリオウイルス	MenC	= 髄膜炎 C 群	
Hib	= インフルエンザ菌　b 型	HPV	= ヒトパピローマウイルス	
HepB	=B 型肝炎		（子宮頚がんの原因）	
Pneu	= 肺炎球菌			

〔日本では接種スケジュールや同時接種が可能なワクチンが異なるので、医師に相談してください〕

8 アルコールと大麻

アルコールや大麻を摂取すると、血液を通して全身に行き渡ります。アルコールや大麻は、肝臓、感覚器や神経系などの器官すべてに影響を及ぼします。アルコールや薬物は肝臓で分解され、その分解産物は腎臓を経て尿中に排泄されます。アルコールや大麻を摂取したかどうかを確認する検査方法があります（図51）。

▼ **図51** アルコールおよび大麻検査

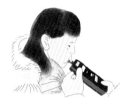 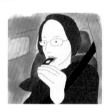 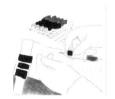

1 飲酒の呼気検査

2 大麻使用の唾液検査

3 血液検査（飲酒や大麻の使用を検出するための最も確度の高い検査）

アルコール

純粋なアルコール（エタノール）は、無色透明で、味のない液体です。アルコール飲料には、アルコール、水、および香料等が含まれています。

アルコール飲料は、一般に、ビール、ワイン、および蒸留酒の3つのグループに分類されます（図52）。

▼ **図52**

	ビール	ワイン	蒸留酒
原料	穀物	ブドウ（フルーツ）	穀物（例ジン）ジャガイモ（例ウォッカ）フルーツ（例ブランデー）
1杯の量	250ml	100ml	35ml
アルコール含量	5%	12%	35%

　アルコールは、主に小腸から吸収されて血液に運ばれ、肝臓で分解されます。血液中のアルコールの量は、**血中アルコール濃度**（BAC）ともいわれます。血中アルコール濃度は、体重と飲酒してからの経過時間に左右されます。成人男性がグラス一杯のビールを飲んだ場合、摂取したアルコールは約30分で血液に溶け込み、分解するのにさらに1時間かかります。

　過度のアルコールの摂取は有害であり、長期にわたる過度なアルコールの摂取は、中毒を引き起こします。図53には飲酒量に応じた**アルコールの短時間の効果**を、千分率（‰）で示します。アルコール1パーミルは、血液1ミリリットル当たりアルコール1ミリグラムが含まれることを意味します。例えば、0.5パーミルは血液1リットルあたりアルコール0.5グラムが含まれています。

　過度な飲酒は、たいていの場合二日酔いの症状を引き起こし、頭痛や口渇になります。さらに、酒量が増えると嘔吐することもあります。ついには、意識を失い、昏睡状態になることさえ起こり得ます。そして、重症なアルコール中毒に苦しむことになります。

▼図53

アルコールの短期的影響

1杯から3杯：爽快期（血中アルコール濃度が0から0.5パーミル）
脈拍や呼吸数上昇、血管の拡張、味覚、嗅覚、視覚の低下、痛覚の鈍化。

7杯から15杯：酩酊期（血中アルコール濃度が1.5から3パーミル）
自己批判の消失、感情の高揚、顔が赤くなったり、むくんだりする。瞳孔拡張（散大）。吐き気。

20杯から25杯：昏睡期（血中アルコール濃度が4パーミル以上）
呼吸数や脈拍の低下。呼吸停止や心停止により昏睡状態や死亡したりする危険性。

3杯から7杯：ほろ酔い期（血中アルコール濃度が0.5から1.5パーミル）
気が大きくなる。理性が失われる。記憶障害、筋力や反応の低下、判断力の低下。

15杯から20杯：泥酔期（血中アルコール濃度が3から4パーミル）
感覚麻痺。

　アルコールの長期的影響（ちょうきてきえいきょう）もあります。アルコールは脳の発育に悪影響を与えますが、ホルモンバランスも崩してしまいます。過度な飲酒は、記憶障害を引き起こし、そして肝臓、脳、胃、心臓にダメージを及ぼします。過度に飲酒する人は、学校や職場で学業や業務をうまく行えないこともあります。

　一気に飲みすぎる（いっきにのみすぎる）というのは、短時間に大量に飲酒し、血中のアルコール濃度が0.8パーミル以上に急上昇するような状態です。成人男性の場合、2時間で6杯を飲酒すると、この濃度に到達します。若者は、成人男性よりもアルコールの影響を受けやすく、一気に飲みすぎる行為は、健康にとって大きな害となります。血中アルコール濃度の急激な上昇は、多くの器官、特に脳に重大なダメージを与えます。フィンランドの研究者によると、一気に飲みすぎる行為は、脳卒中になる可能性も高めます（**図54**）。

　成人にとって、2-3杯程度を時々飲酒することは、害にはなりません。

▼ 図54

調査	一気飲みの脳卒中に及ぼす影響	
課題	一気飲みは脳卒中のリスクを高めるか　男女	
実験（観察）	フィンランドの15965名の被験者（男女はほぼ同数）を、定期的に一気飲み行為をする集団とそうでない集団に分けた。10年間にわたり、2つの集団を経過観察し脳卒中を発症した人数を調べた。	
結果	一気飲み行為　有	一気飲み行為　無
	被験者数	3558人	12407人
	脳卒中発症者数	122人	57人
	男性人数	2505人	57人

引用元：Increased stroke risk is related to a binge drinking habit (2008) L. Sundell et al., ahajournals.org.

大麻

ハシシやマリファナのような大麻は、大麻草である麻から作られます（**図55**）。大麻の有効成分は、THC（デルタ -9- テトラヒドロカンナビノール）です。THCは、たいてい大麻草の雌花のつぼみに多く含まれています。大麻は、吸ったり（紙で巻かれた状態やパイプで吸う）、食べたり（スペースケーキと呼ばれる）、飲んだり（マリファナ茶と呼ばれる）、蒸発させて吸入することができます。運転中の大麻の使用は、法律に従って罰せられます〔日本では大麻の所持や使用は大麻取締法により原則禁止されています〕。

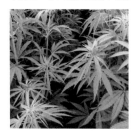

▼**図55** 若い時期の大麻草（麻）

大麻の影響

大麻の短期的影響は、心拍数の上昇、血圧低下、頭痛、めまい、眠気、不安感、集中力の欠如や記憶障害などです。

大麻の長期的影響は、中毒症、不眠症、うつ病、集中力低下をきたします。大麻の吸引は、気道を障害し、肺がんのリスクを高めます。大麻は、うつ病、不安障害、統合失調症（現実の認識ができないような特徴を持つ精神疾患）のような精神疾患のリスクも上げます。

9 細胞外液とリンパ液

　毛細血管を流れる血液は、血圧によって、毛細血管壁を通過して押し出されています。この血液には、酸素や栄養素が溶け込んでいます。こうした血液中の酸素や栄養素を、細胞は取り入れます。毛細血管の外側にある組織液を**細胞外液**（さいぼうがいえき）と言います。細胞外液は、器官を作っている細胞の間でも見受けられます。細胞外液は、細胞から排泄される二酸化炭素やその他の老廃物も含まれており、毛細血管によって一部再吸収されます（**図56**）。

▼図56　毛細血管、細胞とリンパ管を含む
　　　 器官の一部（模式図）

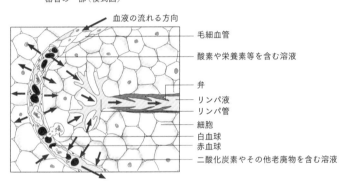

血液の流れる方向

毛細血管

酸素や栄養素等を含む溶液

弁

リンパ液
リンパ管
細胞
白血球
赤血球
二酸化炭素やその他老廃物を含む溶液

リンパ液とリンパ管

　毛細血管に再吸収されない細胞外液は、細いリンパ管（かん）に運ばれます（**図57**）。リンパ管を流れる液体をリンパ液（えき）と言います。リンパ液には、物質が溶け込んだ水と白血球が含まれ、二酸化炭素や老廃物を運び出し、細胞に吸収されなかった酸素や栄養素も含んでいます。リンパ管は、その器官の細胞からリンパ液を取り去っています。リンパ管内部の弁は、リンパ液を一方向に流れさせるのに機能しています。

▼図57　リンパ管（模式図）

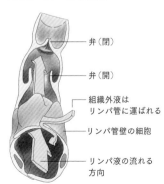

弁（閉）

弁（開）

組織外液は
リンパ管に運ばれる

リンパ管壁の細胞

リンパ液の流れる
方向

　細いリンパ管は、段々と集まって合流し、太いリンパ管となります。こうしたリンパ管で形成されるネットワークを、**リンパ系**（けい）と呼びます（**図58**）。最終的に、あらゆるリンパ液は2つのリンパ管（**右（みぎ）リンパ本幹（ほんかん）**と**胸（きょうかん）管**）にまとまって、鎖骨下に位置する静脈（鎖骨下静脈）に流れ込み、上大静脈までたどり着きます。

▼図58　リンパ系（模式図）

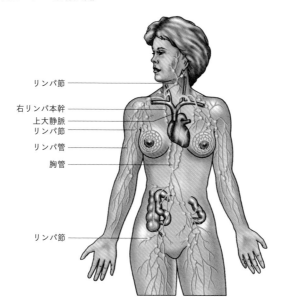

　リンパ節

　右リンパ本幹
　上大静脈
　リンパ節

　リンパ節

　リンパ管

　胸管

　リンパ節

▼図59

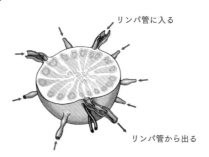

リンパ管に入る

リンパ管から出る

10 血液型と輸血

基礎7では、ある種の白血球が病原体に対して抗体を産生することを学びました。抗体は血漿中にも存在します。血漿中には、他のヒトの血液に対する抗体が含まれることや、誰でも決まった血液型の血液を持っていることが、研究によってわかっています。血液型は、輸血や献血においても重要です（図60）。

▼図60 献血

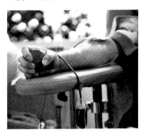

血液型

赤血球の細胞膜には、それらを持っていないヒトに対しては異物（抗原）としてふるまう物質があります。これらの物質は、血液型物質として知られています。血液型物質には多くの種類があります。2つの重要な血液型物質がA抗原とB抗原です。血液型A型のヒトはA抗原を持っています。A型のヒトの血漿中には、B抗原に対する抗体である抗B抗体が存在しています。血液型B型のヒトはB抗原を持っていて、血漿中には、A抗原に対する抗A抗体を持っています。血液型AB型のヒトはA抗原とB抗原を持っているので、どちらの抗原に対する抗体も血漿中にはありません。血液型O型のヒトはどちらの抗原も持たないため、血漿中には抗A抗体と抗B抗体の両方を持っています。図61は、血液型と抗体についてのまとめです。

▼図61 様々な血液型における血液型物質（抗原）と抗体

	A型	B型	AB型	O型
赤血球上の血液型物質	A抗原 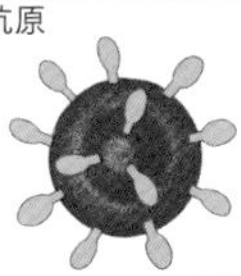	B抗原 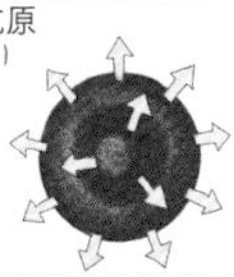	A抗原とB抗原 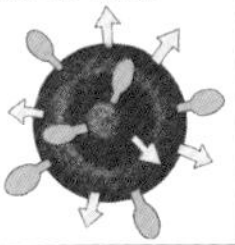	A抗原なし、B抗原なし 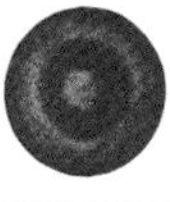
血漿中の抗体	抗B抗体	抗A抗体	抗A抗体なし、抗B抗体なし	抗A抗体と抗B抗体
オランダにおける割合	43%	9%	3%	45%
日本における割合	約40%	約20%	約10%	約30%

▼図62 輸血

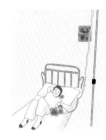

輸血

　事故で大量の血液を失ったヒトは、他のヒト（ドナー（供血者））から血液をもらいます。これを輸血と言います（図62）。輸血には、レシピエント（輸血患者）の血液型と供血者の血液型を知ることが重要です。

　もしも、抗A抗体を含む血漿がA抗原を持つ赤血球と接触すると、赤血球は凝集します（図63）。抗B抗体を含む血漿がB抗原を持つ赤血球と接触しても同じことが起こります。凝集した赤血球は毛細血管に詰まってしまいます。これにより、脳や腎臓が損傷されることがあります。図64の赤い丸は輸血が成功することを示しています。他の組み合わせでは、赤血球が凝集しています。

▼図63　赤血球の凝集

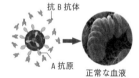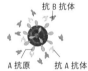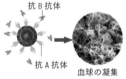

抗B抗体　　　　　　　抗B抗体　　　　　　　抗A抗体

A抗原　　正常な血液　　A抗原　　抗A抗体　　抗A抗体　　血球の凝集

1　輸血前の供血（血液型A型）

2　血漿中に抗A抗体を持つヒトに血液が供されます

3　レシピエントの血液の抗A抗体が供血のA抗原と反応します。供血は凝集を開始します

▼図64 輸血の表

		ドナーの血液型			
		A	B	AB	O
患者（レシピエント）の血液型	A				
	B				
	AB				
	O				

まとめ

血液を構成する成分の名前、その特徴や機能を説明できる。

- 血液は血漿（± 55%）と、血球と血小板（± 45%）から構成されます。
- 血漿：血漿たんぱく質（フィブリノーゲンなど）と溶けた物質（塩類など）を含む液体
  - 血漿は酸素（少量）、栄養素、抗体、二酸化炭素やその他の老廃物を運びます。
  - フィブリノーゲンは血液凝固において重要な役割を果たします。
- 赤血球
  - 核のない細胞です。
  - 赤血球は赤いヘモグロビン色素を含みます。
  - 機能：酸素の運搬
  - 貧血症：血液が十分なヘモグロビンを有していない状態。これによって脱力感を覚えたり、常に疲労を感じたりします。

    考えられる原因：食物に十分な鉄分が含まれていないこと（鉄分はヘモグロビンを産生するのに必要です）。
- 白血球
  - 核のある細胞です。
  - 白血球は決まった形を持っていません。白血球は毛細血管の壁を通り抜けることができます。
  - 機能：病原体に対する防御。例えば、細菌を飲み込んで消化します。
  - 膿：死んだ白血球と白血球が殺した細菌
- 血小板
  - 核のない、壊れた細胞のかけら
  - 機能：血液凝固
  - 血栓症：血管中の血液凝固。血流を阻害することがあります。

ヒトの二重循環系における、肺循環と体循環の機能の違いを説明できる。

- 二重循環系：それぞれの循環系路において、血液は心臓を 2 回通過します。
- 肺循環：心臓―肺―心臓
  - 機能：酸素を血液に吸収させ、二酸化炭素を空気中に放出します。
- 体循環：心臓―体の残りの部位―心臓
  - 機能：酸素と栄養素を細胞に運び、二酸化炭素とその他の老廃物を血液中に吸収します。

心臓の各部分と、それらをつないでいる血管の名前、その特徴や機能を説明できる。

部分	特徴と機能
上大静脈と下大静脈	― 脱酸素化血液を臓器から心臓へ戻します
右心房	― 大静脈から酸素の少ない血液を受け、これを右心室へ流します ― 壁はあまり筋肉が発達していません
右心室	― 酸素の少ない血液を肺動脈へ押し出します ― 壁は筋肉が発達しています
肺動脈	― 酸素の少ない血液を心臓から肺へ運びます
肺静脈	― 酸素化された血液を肺から心臓へ運びます
左心房	― 肺静脈から酸素化された血液を受け、これを左心室へ流します ― 壁はあまり筋肉が発達していません
左心室	― 酸素化された血液を大動脈へ押し出します ― 壁は非常に筋肉が発達しています
大動脈	― 酸素化された血液を心臓から臓器へ運びます

隔壁（中隔）	— 心臓の左半分と右半分を隔てています
房室弁	— 心房と心室の間の弁 — 血液が心室から心房へ逆流するのを防ぎます
半月弁	— 肺動脈と大動脈の起始部に位置する弁 — 血液が肺動脈と大動脈から心室へ逆流するのを防ぎます
冠状動脈	— 大動脈から分岐しています — 酸素と栄養素（グルコースを含む）が豊富な血液を心臓の筋肉へ運びます
冠状静脈	— 二酸化炭素とその他の老廃物を多く含む血液を、心臓の筋肉から運び出します

目標 4

心周期の 3 段階について詳細に説明できる。

- 心房収縮
  —心房が収縮します。これにより、血液が心室へ流れ込みます。
  —房室弁が開き、半月弁が閉じます。
- 心室収縮
  —心室が収縮します。
  —房室弁が閉じます。
  —心室内圧が上昇します。
  —半月弁が開きます。
  —血液が肺動脈と大動脈に押し出されます。
- 弛緩期
  —心室と心房の両方が弛緩します。
  —血液が大静脈と肺静脈から心房と心室へ流れ込みます。
  —房室弁が開き、半月弁が閉じます。

目標 5

3 種類の血管の名前と、その特徴や機能が言える。

- 動脈
  —心臓から遠ざかるように血液が流れます。

—高い血圧
—分厚く、丈夫で柔軟性に富んだ血管壁
—分かりやすい脈。例、手首
—通常、身体の奥深くに位置しています。
—半月弁が唯一の弁です（肺動脈と大動脈の起始部にあります）。

- 毛細血管
  —血管壁は 1 細胞の厚みです。
  —白血球と、酸素、栄養素、老廃物（二酸化炭素など）を含む液体は壁を通り抜けます。
- 静脈
  —心臓へ戻るように血液が流れます。
  —低い血圧
  —薄い血管壁
  —脈はわかりません。
  —通常、身体の表面近くに位置しています。
  —弁が血液の逆流を防いでいます（特に腕や脚）。

目標 6

ヒトの循環系における動脈と静脈の名前を説明できる。

- 肺循環：肺動脈—肺静脈
  —脱酸素化血液が肺動脈を流れます。
  —酸素化血液が肺静脈を流れます。
- 体循環：大動脈—上腕動脈—上腕静脈—頸動脈—頸静脈—肝動脈—肝静脈—腸動脈—門脈—腎動脈—腎静脈—大腿動脈—大腿静脈—下大静脈—上大静脈
  —酸素化血液は動脈を流れます。
  —脱酸素化血液は静脈を流れます。
  —脱酸素化血液は腸管壁から、門脈を通って肝臓へ流れます。

目標 7

循環器疾患の原因と結果を説明できる。また、どのようにすれば循環器疾患にかかるリスクを低減できるかを説明できる。

- 血圧異常
  - 低血圧の人は頻繁に頭痛やめまいに苦しみます。
  - 高血圧の人は循環器疾患にかかるリスクが高まります。
- アテローム性動脈硬化：血管の狭窄
  - 原因：特に、血中コレステロール濃度が高いと脂質の層（コレステロールと石灰沈着とともに）が血管の内壁に形成されます。
  - 結果：器官への血液供給が減り、心臓が過剰に働く可能性があります。
- 心筋梗塞：心臓の筋肉の一部に、必要な酸素と栄養素が供給されなくなります。
  - 原因：冠状動脈（もしくはそこから分岐した血管）がふさがれます（通常、動脈硬化によって）。
  - 結果：心臓の筋肉の一部が壊死します。これによって命を失う可能性があります。
- 脳梗塞：脳の血管が動脈硬化や血栓によってふさがれます。ふさがれた先の脳の組織には、酸素と栄養素が供給されなくなります。
- 血管形成術：狭窄した冠状動脈を風船の一種（バルーン）で広げます。しばしば、冠状動脈を広げておくために、そこにステントが埋め込まれます。
- 健康的な生活をすることで、循環器疾患にかかるリスクを減らすことができます。
  - 煙草を吸わないこと。
  - 飲酒しないこと（大人であれば、飲みすぎないこと）。
  - 健康的な多様な食事を摂ること（脂っこい食品と食塩は控えること）。
  - 定期的に運動すること（少なくとも1日30分）。
  - 健康的な体重であること。
- 循環器疾患にかかるかどうかは、遺伝的素因も関係します。

目標 8

腎臓と尿路の各部の名前と、その特徴や機能を説明できる。

- 腎臓：（外側から）腎皮質、腎髄質、腎盂から構成されます。
  - 機能：老廃物、余分な水分、余分な塩分、有害な物質を血液から除きます。取り除かれる物質は合わせて尿と呼ばれます。
  - 腎皮質と腎髄質が尿を作り出します。
  - 尿は腎盂で集められます。
- 尿管：尿を腎臓から膀胱へ運びます。
- 膀胱：尿が一時的に溜められます。
- 尿道：体から尿を排出します。

目的 9

どのようにして抗体が感染を防ぐか、また、どのようにして免疫が獲得されるかを詳細に説明できる。

- 抗原（異物）：体内に存在しない物質
  - 病原体の表面には抗原があります。
- 感染：病原体が体の中に入ること
  - ある種の白血球は病原体の抗原に対する抗体を産生します。
  - 抗体は病原体の表面にある抗原に結合します。病原体は抗体で覆われます。これにより、病原体を働かなくします。
  - どんな抗体も、ただ1種類の抗原だけに結合することができます。
- 免疫：病原体に対する抗体が、感染後も血中にとどまったり、新しい感染が起こってもすぐに作られるようになります。病気の症状は現れません。
  - 自然免疫：ヒトが病気（例えば水疱瘡など）になった時に獲得されます。
  - 人工免疫：ワクチンによって獲得されます。ワクチンは死んだり、弱められた病原体を含みます。

目標 10

血中アルコール濃度 (BAC) とは何かを説

明できる。また、アルコール摂取の短期的、長期的な影響を説明できる。

- 血中アルコール濃度 (BAC)：千分率で表される血中のアルコール濃度 パーミレージ
  - —1パーミル（‰）のアルコール：血液1ミリリットル当たり、1ミリグラムのアルコール量。0.5パーミルとは1リットルの血液に 0.5 グラムの純アルコールが含まれることを意味します。
- アルコール摂取の短期的な影響
  - —1–3 杯：爽快期 (0 から 0.5‰)：脈拍や呼吸が早くなります：血管が拡張します：味覚、嗅覚、視覚が減退します：痛みの感覚が減退します。
  - —3–7 杯：ほろ酔い期 (0.5 から 1.5‰)：自信過剰になります：抑制ができなくなります：記憶が障害されます：筋肉の統制や反応時間が悪くなります：判断力が低下します。
  - —7–15 杯：酩酊期 (1.5 から 3‰)：自己批判がなくなります：感情が高ぶります：顔が赤くなったり、むくんだりします：瞳孔が拡張します：吐き気がします。
  - —15–20 杯：泥酔期 (3–4‰)：感覚がなくなります。
  - —20–25 杯以上：昏睡期 (4‰以上)：呼吸や脈拍が低下します：呼吸停止や心停止による、昏睡や死の危険性があります。
- 二日酔い：アルコールを消費しすぎた後の頭痛やのどの渇き。
- 一気飲み：短時間に大量のアルコールを飲むこと、血中アルコールレベルが急激に 0.8 パーミルより高くなること。
- アルコール消費の長期的な影響
  - —学校における学習や職場での効率が悪くなります。
  - —肝臓、脳、胃、心臓に障害が起きます。
  - —記憶障害が起きます。

目標 11

大麻摂取の短期的、長期的な影響を説明できる。

- 大麻中の有効成分：THC（テトラヒドロカンナビノール）
- 短期的影響：脈拍上昇、血圧低下、頭痛、めまい、眠気、不安、集中力や記憶の低下
- 長期的影響：中毒症、不眠症、うつ病、集中力の低下、気道の障害、肺がん、精神疾患（うつ、不安障害、統合失調症）

発展目標 12

組織外液とリンパ液の特徴と機能を説明できる。

- 組織外液：（体循環の）血圧が毛細血管から血液を押し出すことで形成されます。これにより、酸素と栄養素が細胞に運ばれ、二酸化炭素とその他の老廃物が取り去られます。また、白血球を含んでいます。
- リンパ液：リンパ管に吸収された組織液。白血球、酸素、栄養素、二酸化炭素とその他の老廃物を含みます。
  - —細いリンパ管は収束して太いリンパ管になります。リンパ管には弁があります。
  - —リンパ系は、右リンパ本管と胸管を経てリンパ液を循環系へ戻します。
  - —リンパ節は、病原体を除くなどして、リンパ液を、純粋に保ちます。

発展目標 13

血液型がどのように異なり、それが輸血においてどのような役割を果たしているかを詳細に説明できる。

- 血液型物質と抗体の違いによって、血液型 (A, B, AB, O) は異なります。
  - —血液型物質：その物質を自身の細胞に持っていないヒトにとっては、異物（抗原）とみなされる赤血球の細胞

膜上の物質
—重要な血液型物質はA抗原とB抗原
です。
—血漿は、その体内の赤血球上にない
抗体に対する抗体を含んでいます。

血液型	赤血球上の血液型物質	血漿中の抗体
A	A抗原	抗B抗体
B	B抗原	抗A抗体
AB	A抗原とB抗原	なし
O	なし	抗A抗体と抗B抗体

• 輸血：ほかのヒトに血液を供すること
—可能な輸血

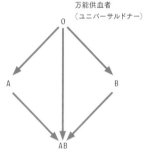

万能供血者
（ユニバーサルドナー）

O

A   B

AB

万能受血者
（ユニバーサルレシピエント）

—これ以外の場合は、レシピエントの
抗体が供血の抗原に反応します（例え
ば、抗A抗体とA抗原）。赤血球が凝
集してレシピエントは死んでしまい
ます。

達成

基礎

• 顕微鏡の使い方を習いました。
• 図の描き方を習いました。
• 円グラフの描き方を習いました。
• チャートの読み方と書き方を習いました。
• 記事やパンフレットから情報収集することを習いました。
• 表の読み方と書き方を習いました。

発展

• 輸血表の読み方と埋め方を習いました。

このUnitでは、救急救命の看護師や循環器専門医に出会いました。このUnitの題材は、日常でも活用することができます。

テスト

以下の問いに答えなさい。

図 65 は顕微鏡で見たヒトの血液の模式図です。血液の 4 つの構成成分がP、Q、R、Sと表記されています。問 1 から 4 はこの絵についてです。

▼図 65

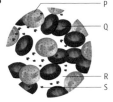

1　アルコールは血液の中を体の各部へ運ばれます。

P、Q、R、Sのどの成分が最もアルコールを運ぶでしょうか？

2　カブトガニは青い血を持っています。カブトガニは、しばしば医学研究がなされる研究室で飼われています（図66）。青い色素は、ヒトが赤い色素を持っている血液の特定の部分の代わりに存在します。

図 65 のP、Q、R、Sのどの成分が青い色素を持つでしょうか？

▼図 66

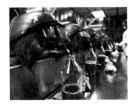

3　血液ドーピングは、血液中のある決まった成分の量を増やします。ツール・ド・フランスで 7 回優勝したランス・アームストロングは、自身のパフォーマンスを大幅に向上し、7 回の勝利を得るために血液ドーピングをしていました（図 67）。

P、Q、R、Sのどの成分が特に増えていたでしょうか？　説明しなさい。

▼図 67

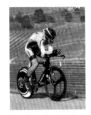

4　図 68 は医療記録からの文章です。血栓症になる時には、様々な血液中の成分が関わっています。

どの成分でしょうか？

▼図 68

血栓症

　血栓症とは、血管が血餅によって閉じられることです。長時間のフライトやバス旅行の間、特に足元の空間が広くない椅子では、長く座っていると足の血流が悪くなります。これによって、血栓症になるリスクが高まります。これは、深部静脈血栓症と呼ばれます。

以下の問いに答えなさい。

図 69 はコンゴウインコの循環系の模式図です。

1　コンゴウインコの循環系は二重系です（ちょうどヒトと同じように）。

どのようなものか説明しなさい。

2　コンゴウインコの肺は体循環の一部でしょうか、それとも肺循環でしょうか？

3　血管 P は酸素の多い血液と少ない血液のどちらを含むでしょうか？

4　血管 Q の二酸化炭素レベルは高いでしょうか、低いでしょうか？

▼ 図 69　コンゴウインコの循環系（模式図）

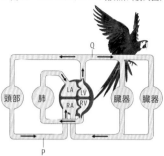

LA = 左心房　　　LV = 左心室
RA = 右心房　　　RV = 右心室

5　　ブルータン（青舌病）は、特に羊に
とって脅威となるウイルス性の病気
です（図 70）。このウイルスは、小さ
い吸血性のハエによって媒介されま
す。ブルータンウイルスは皮膚に入
り込み、血液を通って舌に到達しま
す。羊の循環系はヒトと同じです。
ウイルスは皮膚から舌へ行く際、肺
循環を通るでしょうか。あるいは体
循環を通るでしょうか？

▼ 図 70　ブルータンにかかった羊

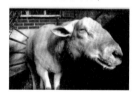

問題 3

以下の問いに答えなさい。

1　　図 71 はヒトの胸部の断面の模式図を
示しています。心臓の半分が P と表
記されています。P は臓器 Q に血管で
つながっています。その血管はまだ
描かれていません。それはどの血管
でしょうか？

A　大動脈
B　大静脈
C　肺静脈
D　肺動脈

▼ 図 71

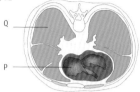

2　　図 72 はアスリートの写真です。
長距離ランナーが行うトレーニング
では、心臓のどの部分が特に強くな
るでしょうか？
A　左心房
B　左心室
C　右心房
D　右心室

▼ 図 72

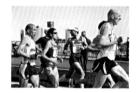

図 73 は心臓と心臓につながる血管の断面
の模式図を示しています。
問 3 と 4 はこの図についてです。

▼ 図 73

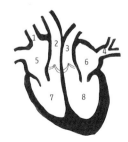

3 どの番号の血管が酸素化血液を心臓へ運ぶでしょうか？
- **A** 血管 1
- **B** 血管 2
- **C** 血管 3
- **D** 血管 4

4 心臓のどの番号の部分が血液を大動脈へ押し出すでしょうか？
- **A** 5 番
- **B** 6 番
- **C** 7 番
- **D** 8 番

以下の選択問題に答えなさい。

1 図 74 は心室の容量の変化を示すグラフです。
第 2 段階では血液はどの方向に流れているでしょうか？
- **A** 心房から心室
- **B** 心室から心房
- **C** 心室から肺動脈と大動脈
- **D** 大静脈と肺静脈から心房

▼ 図 74

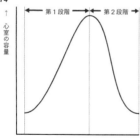

2 心周期には 3 つの段階があります。
心房と心室の間には弁があります。
どの段階でこれらの弁は開くでしょうか？
- **A** 弛緩期の間だけ
- **B** 心房収縮の間だけ
- **C** 心室収縮の間だけ
- **D** 弛緩期と心房収縮の間

図 75 は心周期のある段階の心臓の断面図を示しています。問 3 と 4 はこの図についてです。

3 この心臓の心房はこの時点で収縮していますか、それとも弛緩していますか？　心室はどうでしょうか？

	心房	心室
A	収縮	収縮
B	収縮	弛緩
C	弛緩	収縮
D	弛緩	弛緩

4 どの番号の血管がこのとき最も血圧が高いでしょうか？
- **A** 血管 1
- **B** 血管 2
- **C** 血管 3
- **D** 血管 4

▼ 図 75

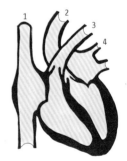

以下の問いに答えなさい。

静脈と動脈そして毛細血管は、3 つの異なる種類の血管です。

1 図 76 は輸血を示しています。どの種類の血管に針を刺して輸血を行っていますか？　問いへの答えと、その理由を 2 つ答えなさい。

▼図 76

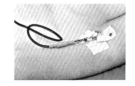

2 3つの異なる種類の血管のうち、白血球や血液成分が通ることのできる血管壁を持つのはどの血管ですか？

3 図 77 は、足の血管を示しています。この血管内を流れる血液は心臓に向かっていますか、それとも足先に向かっていますか？

▼図 77

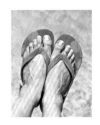

4 図 78 のように頸部に指をあてると、脈拍を感じることができます。両側の頸部に強い圧をかけると気絶してしまうのはなぜか説明してください。

▼図 78

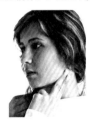

5 図 79 は、血液が適切に流れないことが 1 つの原因で起こる異常です。この異常はどの種類の血管で起こりますか？ また、なぜ血液が適切に流れないのでしょうか？

6 以前は、バイパス手術に、足の静脈の一部を使用することが一般的でした。最近では、動脈の一部を使用することが主流になりつつあります。これは、静脈と動脈の構造的な違いが 1 つの理由となっています。では、静脈と動脈の構造的な違いは何か、1 つ答えなさい。

▼図 79

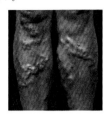

問題 6

以下の選択問題に答えなさい。

図 80 はヒトの循環系の模式図です。この図を見て問 1 と 2 に答えなさい。

1 血管 1、2、3、4 のうち、肺循環系はどれですか？

A 血管 3 のみ

B 血管 1、3、4 のみ

C すべての血管（1-4）

▼図 80

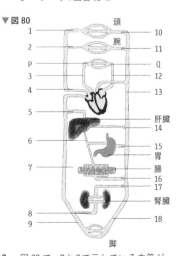

2 図 80 で、P と Q で示している血管があります。ある研究では、この 2 つ

の血管を通る血液の二酸化炭素濃度が、どのように変化するかを調べています。図81に3つのグラフを示しています。血管PとQを通る血液の、二酸化炭素濃度の変化を表しているグラフは、次のうちどれですか？

A グラフ1

B グラフ2

C グラフ3

▼**図81**

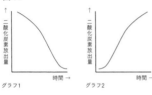

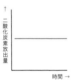

3 ある女性の静脈を流れる血液は酸素が少なく、二酸化炭素を多く含んでいます。さらに、わずかな栄養素しか含まず、老廃物を多く含んでいます。以上の説明から、この静脈は以下のうちどれを指していますか？

A 門脈

B 上大静脈

C 肺静脈

4 脳のある特定の部位から戻る血液中には、酸素が少ししか含まれていません。この血液が次に酸素を供給されるのは次のうちどの血管ですか？

A 頸動脈

B 肺静脈

C 肺動脈

問題7

以下の問いに答えなさい。

1 ベッドから起き上がる時、日常的に少しめまいを感じる人は、低血圧ですか、高血圧ですか？

2 低血圧と高血圧のうち、心臓発作を起こす危険性が高いのはどちらですか？

3 体重が重く、運動習慣がない人が、心血管疾患になりやすい理由を説明しなさい。

4 図82の女性は発作を起こしたのでしょうか？ 説明しなさい。

5 図82の女性のように、血栓が一時的な麻痺を起こす理由を説明しなさい。

▼**図82**

死ぬほど危険なキスマーク

　ニュージーランドのある女性は、キスマークを付けられて、もう少しで死ぬところでした。彼女は発作により、一時的に部分的な麻痺が起きました。また、この44歳の女性はテレビを見ている時、左腕を動かせなくなっていることに気づきました。医者は彼女の首にキスマークが付いていることに気がつきました。キスマークを付ける時に吸引されたことで、彼女の皮膚の下の静脈に血栓ができていたのです。この血栓がとび、脳の血流を妨げました。彼女は、今は回復しています。

問題8

以下の選択問題に答えなさい。

1 3種類の物質があります。

1 老廃物

2 有害物質

3 栄養素

これらの物質のうち、尿に含まれる成分はどれですか？

A 1のみ

B 1と2

C 1、2、3

図83は人の腎臓と尿路を表しています。
問2-4はこの図に関する問題です。

2　管腔器官である4、5、6、8には液体
　　が流れています。これらのどの部位
　　を尿は通りますか？

　　A　8のみ

　　B　6と8

　　C　4、5、6、8

3　腎盂はどの部位ですか？

　　A　1

　　B　2

　　C　3

4　以下のどの部位で尿は作られていま
　　すか？

　　A　1と2

　　B　3

　　C　7

▼ 図83

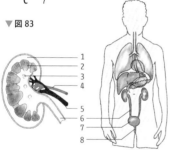

以下の問いに答えなさい。
図84は抗体と抗原Pならびに抗原Qを示
した模式図です。

1　抗原PとQのうち、抗体が結合する
　　のはどちらですか？

▼ 図84

抗原 P

抗体

抗原 Q

黄熱病はウイルス感染が原因で起こる病
気です。黄熱病ウイルスに感染してから、
体がウイルスに対する抗体を作り出すま
でに約1週間かかります。その後、患者
が回復すると、一生免疫を持つことにな
ります。
図85の線Qは、ある人が初めて感染し、
ウイルスに対する抗体を産生する経過を
表しています。この患者は回復しますが、
1年後にまた感染してしまいます。

2　どの線が、2度目に感染した後の抗
　　体産生の経過を表していますか？

3　ダニーは、黄熱病のほかに、おたふ
　　くかぜと麻疹そして風疹（MMR）のワ
　　クチンを接種しています。エリザベ
　　スは、MMRのワクチンのみを接種し
　　ています。2人のうち、どちらの方が
　　水疱瘡にかかりやすいですか？　説
　　明しなさい。

▼ 図85

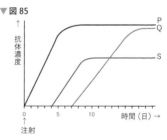

ブルータン（青舌病）は、羊がかかるウイ
ルス症です。24種類のウイルスが知られ
ており、そのすべてが異なる抗原を持っ
ています。南ヨーロッパでは動物を感染
から守るため、ブルータンの2型と4型
のワクチンが使われています。

4　この場合、注射するのは抗原ですか、
　　抗体ですか？

5　羊は自然免疫を獲得しますか？　そ
　　れとも人工免疫を獲得しますか？

6　南ヨーロッパで用いられるワクチン
　　には、最低いくつの抗原が入っている
　　必要がありますか？　説明しなさい。

問題 10

以下の問いに答えなさい。

1 アルコールは、脳や腎臓そして肝臓といった臓器に悪影響を及ぼします。では、アルコールを摂取した結果、これら臓器への影響とは別に起こりうることを以下から選びなさい。
攻撃的・アルコール分解・理性喪失・頭痛・学校での成績悪化・反応の鈍化・口渇

2 アルコールの短期的な影響を、血中アルコール濃度が低い順から高い順に並べなさい。
酔っぱらう・リラックスする・昏睡状態になる・千鳥足になる（ほろ酔いになる）・意識不明になる

3 ルークは平日、お酒を全く飲みませんが、土曜日の夜に 8-10 杯ほどビールを飲みます。一方、スージーは週に 5 日ほど、夜に 1-2 杯のワインを飲みます。ルークとスージー、どちらの方がよりお酒の悪影響が出やすいですか？

4 日常的なお酒の飲みすぎは短期的にみて危険ですか？　また、長期的にはどうですか？

問題 11

以下の問いに答えなさい。

1 大麻の有効成分は何ですか？

2 大麻は摂取すると、うとうと眠くなりますか？　逆に眠りの妨げになりますか？

3 ある人は、大麻を吸うことはがんの原因にならないので、煙草を吸うよりも健康的だと言います（**図 86**）。これは正しいことでしょうか？　説明しなさい。

4 大麻を吸うと、ふらふらしたり気絶してしまうのはなぜですか？

▼図 86

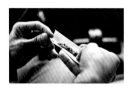

発展問題 12

以下の選択問題に答えなさい。

1 細胞外液にはグルコース、二酸化炭素そして酸素などが含まれています。これらのうち、細胞内へ輸送されるものはどれですか？

A グルコースと二酸化炭素

B グルコースと酸素

C 二酸化炭素と酸素

D グルコース、二酸化炭素、酸素

▼図 87

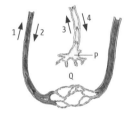

図 87 は、様々な血管（静脈、毛細血管、リンパ管、動脈）を表した模式図です。問 2 と問 3 に、この図を見て答えなさい。

2 リンパ管の流れる方向を正しく示している番号は次のうちどれですか？

A 矢印 1

B 矢印 2

C 矢印 3

D 矢印 4

3 Pで示された領域に白血球は流れていますか？　また、同じ P の領域に酸素は存在しますか？

A 白血球と酸素どちらもない

B 白血球のみ

C 酸素のみ

D 白血球と酸素どちらもある

発展問題 13

以下の選択問題に答えなさい。

1 血液型（A型、B型、AB型、O型）の特徴は、抗原（A抗原とB抗原）と抗体（抗A抗体と抗B抗体）を持つことです。

では、O型の人が持つ抗原と抗体の組み合わせで正しいのはどれですか？

A　抗原なし　抗体なし
B　抗原なし　抗A抗体と抗B抗体
C　A抗原とB抗原　抗体なし
D　A抗原とB抗原　抗A抗体と抗B抗体

2 フォン・ヴィブランド病は遺伝性の出血性疾患です。重度の患者は、特定の薬によって治療することができます。この薬は健康なドナー（健常人）の血漿から作られるため、微量ながら抗A抗体と抗B抗体が含まれています。そのため、薬を大量に投与すると赤血球の凝集を引き起こすことがあります。それでは、赤血球の凝集のリスクがない患者の血液型は以下のどのタイプでしょうか？

A　血液型 A型
B　血液型 B型
C　血液型 AB型
D　血液型 O型

3 エマとブラッドがウガンダを旅行中、彼らは交通事故に巻き込まれてしまい、エマは重症を負いました。エマの血液型はB型です。しかし、村の病院には輸血用の血液型B型がありません。そこでエマの彼氏であるトーマスが血液を提供したいと申し出ます。しかし、トーマスは血液型がA型のため、医者はトーマスに適切な提供者ではないと伝えます。そ

れはなぜですか？

A　エマの血液にはA抗原が含まれるため
B　エマの血液にはB抗原が含まれるため
C　エマの血液には抗A抗体が含まれるため
D　エマの血液には抗B抗体が含まれるため

4 図88は、血液型を変えられる研究内容を説明しています。血液型A型とB型、それぞれどのたんぱく（血液型物質）を取り除けばよいですか？

	血液型 A型	血液型 B型
A	抗A抗体	抗B抗体
B	抗B抗体	抗A抗体
C	A抗原	B抗原
D	B抗原	A抗原

▼図88

血液型を変える

　オランダの研究者は、献血された血液の血液型を変化させる方法を開発しました。赤血球の表面の特定のたんぱく（血液型物質）を取り除く酵素を用いて、血液型A型、B型そしてAB型を、O型に変えることができると考えています。この発見は、輸血用の血液が不足している国での問題の解決に役立つと期待されています。

時間があれば応用に取り組むことができます。応用は、異なるトピックから選ぶことができます。このUnitの応用は3つのトピックからなっています。あなたの先生がどのトピックを選ぶべきか指示してくれるでしょう。

1 血圧を測定しよう

血圧は心室が収縮しているとき高くなります。この時の値を最高血圧（さいこうけつあつ）と呼びます。また、血圧は心室が拡張しているとき低くなり、この時の値を最低血圧（さいていけつあつ）と言います。図89では血圧測定の方法を説明します。

▼図89 血圧を測定しよう

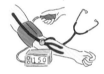

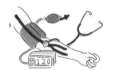

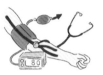

1 上腕動脈の最高血圧以上になるようにカフ（腕帯）を膨らませる。

2 心拍とともに少量の血液が上腕動脈に流れるまで、カフから空気を抜きます。医師はこの時の値を読んで最高血圧とします。

3 空気が十分に抜けると、血液が通常どおり上腕動脈を流れます。医師はこの時の値を読んで最低血圧とします。

▼図90 3回測定した血圧を示すグラフ

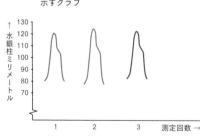

↑水銀柱ミリメートル

測定回数 →

▼図91 手首で測定するデジタル式血圧計

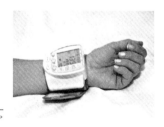

血圧の単位は水銀柱ミリメートル（mmHg）です。デジタル式血圧計を使って家庭で血圧を測定することができます（図91）。最高血圧の平均は120mmHg、最低血圧の平均は80mmHgになります。

2 血液凝固

基礎1では、血小板と血漿たんぱく質中のフィブリノーゲンが血液凝固に重要な役割を果たしていることを学びました。図92は血液凝固の過程を示しています。

▼**図92　血液凝固**

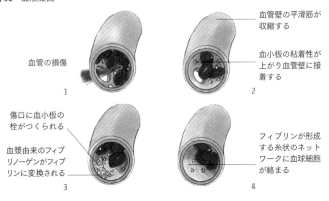

血管の損傷

1

血管壁の平滑筋が収縮する

血小板の粘着性が上がり血管壁に接着する

2

傷口に血小板の栓がつくられる

血漿由来のフィブリノーゲンがフィブリンに変換される

3

フィブリンが形成する糸状のネットワークに血球細胞が絡まる

4

▼**図93　傷口を覆う瘡蓋の形成**

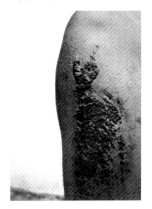

　血液が凝固する過程では、血漿由来のフィブリノーゲンがフィブリンに変換されます。フィブリンは、傷口で血球細胞が絡まる糸状ネットワークを形成します。フィブリン線維ネットワークと血球細胞が乾くと、瘡蓋ができます（**図93**）。傷が癒えると瘡蓋はとれます。

　遺伝性疾患である血友病の人は、ほんのわずかな傷でも危険な状態になります。治療を行わなければ、小さな傷からでも出血が止まらないからです。内出血（打撲）や関節内での出血も同様です。

3 薬物

　薬物とは、医薬および娯楽としての作用を持つ薬の総称です。これらには、睡眠、覚醒、あるいは向精神性の効果（**図94**）があり、中毒になるものもあります。なかには効果の種類がわかりにくいものもあります。例えば、エクスタシーは覚醒効果がありますが、感情に有害な影響を与える作用も持ちます。

▼**図94**　色々な薬物

麻薬

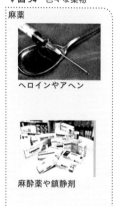

ヘロインやアヘン

麻酔薬や鎮静剤

覚醒剤

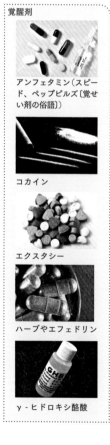

アンフェタミン（スピード、ペップピルズ〔覚せい剤の俗語〕）

コカイン

エクスタシー

ハーブやエフェドリン

γ-ヒドロキシ酪酸

向精神薬

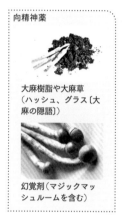

大麻樹脂や大麻草（ハッシュ、グラス〔大麻の隠語〕）

幻覚剤（マジックマッシュルームを含む）

薬物依存

ヒトが薬物を常習するようになると、これまでと同じ効果を示すためには、より多くの薬物量を必要とするようになります。この症状は、習慣作用あるいは耐性として知られています。さらに、心理的にも身体的にも薬物に依存するような状態を、薬物依存と言います。

気分をよくするため、あるいは気分を落ち着かせるために薬物を必要とする状態を、精神的薬物依存症と呼びます。薬なしでは身体がきちんと機能しない状態を、身体的依存症と呼びます。薬物の使用をやめると、禁断症状を示します。例えば、震えがきたり、気分が悪くなったり、熱っぽくなるといった症状を呈します。

中毒性の高い薬物と低い薬物

オランダのアヘン法には、政府が麻薬・覚醒剤などのドラックとして取り扱うすべての薬物リストを掲載しています。

アヘン法では、中毒性の高い薬物と低い薬物を区別しています。中毒性の高い薬物は容認できない高い危険性を伴います。このような薬物には、ヘロイン、コカイン、アンフェタミン、マジックマッシュルーム、およびエクスタシーがあります（図95）。低中毒性薬物にはそれほど危険性はありません。例えば、大麻、睡眠薬、および鎮静剤です〔日本で

薬物をめぐる日本の規制の状況

乱用される薬物は、様々な法律により、所持、使用、販売等が規制されています。

法律の名称	規制される薬物	例
麻薬及び向精神薬取締法	麻薬	モルヒネ、ヘロイン、LSD、MADA
	向精神薬	鎮静剤、睡眠薬
	麻薬・向精神薬原料	アセトン、トルエン、無水酢酸
覚せい剤取締法	覚せい剤	アンフェタミン、メタンフェタミン
	覚せい剤原料	エフェドリン
あへん法	あへん	けし、けしがら、あへん
大麻取締法	大麻	大麻
毒物及び劇物取締法	シンナー等	トルエン

引用元：https://www.pref.kyoto.jp/yakumu/yakuran2.html

は、大麻の所持や使用は大麻取締法により原則禁止されています〕。アヘン法では、煙草やアルコールは薬物としては定義されていません。煙草やアルコールは、危害があるものの中毒性の高い薬物よりは低く、程度の差はありますが社会的には受け入れられているためです。

▼図95

メガダンスパーティーでのエクスタシー乱用による死亡

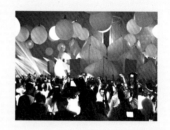

　フェンロー= 先週末、メガダンスパーティーでエクスタシーを乱用した15歳の女子生徒が死亡しました。エクスタシーは、パーティーの常連に人気のある薬物ですが、命に関わる危険性があります。女子生徒は、1錠飲んでもほとんど効果を感じなかったので、さらに数錠飲みました。彼女は体温43度の昏睡状態で病院に運ばれましたが、5時間後に死亡しました。エクスタシーの錠剤には毒性成分も含まれています。また、錠剤には胃壁を傷つけるガラスの破片も含まれており、薬物の効果がすぐにあらわれたと考えられます。

Unit 4
生殖

このUnitでは「生殖」について学びます。ヒトはいずれ死にますが、生殖活動により新しい命に取って代わられます。

10歳を過ぎるころから、身体の中で多くの変化が起きます。生殖器が機能し始めます。少年の身体では精液をつくり始めます。少女は初潮を迎えます。このUnitでは生殖器、および生殖器のはたらきについて学びます。男性と女性は性交し、女性は妊娠します。妊娠、避妊の方法、および性感染症について学びます。

1 身体の変化

人は他人とは全く異なっています。男性は女性と見かけが異なりますし、少年は少女とも違います。青年は老人とは違います。同じ年齢の少年同士でも違いがあることに気付きます。

生まれてすぐの赤ちゃんでも、男の子か女の子か区別できます。性差を区別する特徴を性徴と言います。生まれた時に見てわかる特徴を第一次性徴と言います。図1は、男の子と女の子の第一次性徴を示しています。男の子には陰茎と陰嚢があり、女の子には腟と陰唇があります。

10歳以降に身体の変化が始まり、12歳ころから思春期を迎えます。思春期では、身体的、情緒的、および社会性の変化を経験します。

▼図1　第一次性徴は生まれた時に
　　　示される性徴です。

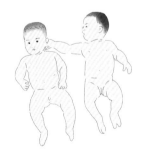

身体的変化

　自分自身の身体の中で何らかの変化が起きていることを自覚することができるでしょう。例えば、12歳ころから身長が急激に伸びます（急成長）。ひょろっとして、不格好だと自分自身で感じるかもしれません。脇の下や生殖器の周りに毛が生えてきます。他にも目に見えない身体的変化が起きています。それは、生殖器が機能し始めるということです。

　およそ10歳以降に現れ始める性徴を、第二次性徴と言います。この特徴は、成人と子供を比べてみるとよくわかります。図2で示したように、成人男性は少年よりも筋肉が発達しています。成人男性には、髭や胸毛が生えてきます。思春期には声も低くなります（声変わり）。

　図3.2は、女性の第二次性徴を示しています。成人女性は、少女よりもより丸みを帯びた体形をしています。思春期に胸やお尻が大きくなります。

▼図2　少年と成人男性の性徴　　　　▼図3　少女と成人女性の性徴

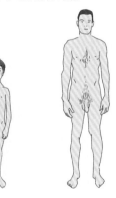 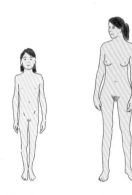

1　少年の第一次性徴　　2　男性の第二次性徴　　　1　少女の第一次性徴　　2　女性の第二次性徴

　思春期の身体的変化は、1度に起こるわけではありません。思春期の早い段階で現れる特徴もありますし、遅い段階で現れる特徴もあります。また人によっては、全く起こらない変化もありますし、ほんの少しだけ起こる変化もあります。例えば、多くの男性には胸毛は生えませんし、髭もほとんど生えない人もいます。

　図4には、少年および少女の身体変化が、年齢のいつの段階で始まるのかを示しています。見ればわかると思いますが、身体変化の始まる年齢の幅が大きいことがわかります。少年少女は、自分たちのペースで成長します。それゆえ、平均よりも少し遅くても、早くても心配する必要はありません。

▼図4　少年少女の発達図

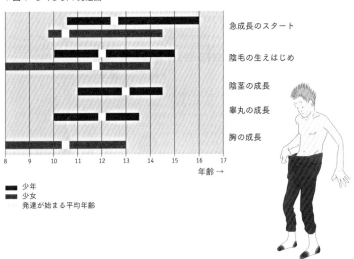

急成長のスタート

陰毛の生えはじめ

陰茎の成長

睾丸の成長

胸の成長

年齢 →

■ 少年
■ 少女
…… 発達が始まる平均年齢

　少女は胸の発達をよく気にします。例えば、片方の胸のみ、早く大きくなるといったことですが、しだいにサイズは揃います。ある人は、胸が大きすぎるとか、小さすぎるといったことを気にします。理想の胸、完全な体形といったものは存在しません。広告業界がそのような体形を押し付けていることは考えられますが気にすることはありません（**図5**）。

　思春期において、少女の乳首は大きくなり、色も濃くなってきます。触ったり、冷たくすると乳首は突き出ます。

▼図5

理想的な身体というものがあるのでしょうか？

　多くの若者は、様々な広告でいわゆる「理想的な」体を目にし、自分たちの体も同じようであるべきだと感じています。しかし、広告などの写真は、現実のものとは言えません。こうした写真は、プロのカメラマンにより撮影されたものであり、コンピュータ上で加工が施されていることも多いのです（写真参照）。

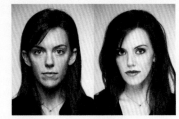

現実　　　　　加工後

　リーズベート・ウォートマン教授の研究によると、テレビやインターネット、雑誌で多くの画像を見る若者は、自分の体に満足しない傾向があることが示されました。通常の体は、こうした写真の体とはかなり異なっていますし、また体には個々の違いもあります。メディアに登場するモデルとはまるで別物なのです。スイミングプールで周囲の様子をよく観察してみましょう。

　リーズベート・ウォートマン教授は、「一般的に女の子は男の子よりも美の理想に敏感です。女の子や女性が流行の美の理想形になりたいのであれば、ほぼ何も食べることができないし、かなりの運動量が必要となり、定期的に美容形成外科に通って、様々な部分を調整したり隠したりしなければならないのです」と述べています。つまり、現実からかけ離れたイメージと、自分を比較するのはやめた方がいいのです。

情緒的変化

　思春期になると情緒的（じょうちょてき）な世界観も変化していきます。ゆっくりとですが確実に、大人になっているのです。感情も変化し、自立していきます。この変化の過程が他の人に比べて速い人もいます。平均的には、女の子は男の子よりも成熟が早いです。

　思春期には、他人により興味を持つようになります。人生において、性（せい）というものがますます重要な役割を果たすようになります。特別な人に強く惹かれ、恋に落ちることもあります。すると、その人の注意を惹

▼図6 恋愛中！

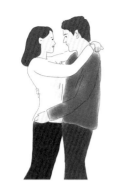

きたいと思い、特に優しくしようとします。もしその人があなたに恋をしたら、あなたはとても幸せに感じるでしょう。その人と交際（こうさい）を始めるかもしれません。

　お互いを愛しているということを、なでたり、キスしたり、抱き合ったりすることで表現するかもしれません。最終的に性交（せいこう）をすることになるかもしれません。

社会性の変化（しゃかいせい）

　思春期には社会的（しゃかいてき）な世界観も変わります。親に対する態度が変わってきます。もう幼い子供のように扱われたくない、と思うでしょう。時にはカッとなることがあるかもしれません。友達に対する態度も変わるかもしれません。以前は親友が一人いるということを好んだのに、若者のグループの中にいる方が、居心地がいいと感じるようになることもあるでしょう。

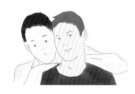

　思春期には、楽しくて刺激的だと感じることもあれば、非常に不安になったり、孤独を感じたり、悲しくなったりすることもあるでしょう。こうした感情は思春期の一部です。年齢を重ねるほどに、こうした影響を受けることは少なくなります。

▼図7

11時までには帰って来るのよ、いいわね？

冗談じゃない！ぼくはもう16歳だ、小さな子供じゃない。

いつ帰るかは自分で決める！

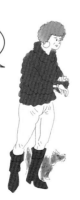

2 男性生殖器系

　図8は、裸の男性の絵です。ここでは彼の生殖器系の一部しか見えていません。残りの生殖組織は下腹部の内部にあります。図9は、男性生殖器系の模式図です。

▼**図8**

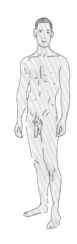

▼**図9**　男性生殖器系の略図

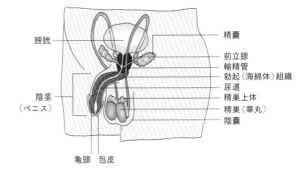

膀胱

精嚢
前立腺
輸精管
勃起（海綿体）組織
尿道
精巣上体
精巣（睾丸）
陰嚢

陰茎
（ペニス）

亀頭　包皮

▼**図10**　内分泌腺がホルモンを血中へと分泌し、血流がホルモンを体のすべての部位へと運ぶ。

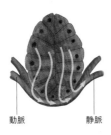

動脈　　　静脈

　男の子が13歳くらいになると、**精巣（睾丸）**が機能し始めます。その年齢以降、精巣では毎日、何100万もの**精子細胞**が作られます。精子細胞は雄性の生殖細胞です。精巣は、**陰嚢**という袋状の皮膚のひだの中にあります。陰嚢の中の温度は腹腔内よりもわずかに低く、精子細胞を作るのに適した温度になっています。

　ホルモンは生殖細胞を作るための重要な役割を担っています。ホルモンとは、あなたの体のあらゆることをコントロールする物質です。ホルモンは**内分泌腺**で作られます（**図10**）。内分泌腺がホルモンを血流へと分泌すると、ホルモンは血液とともに体中を巡り、そのホルモンに対して感受性を持つ組織にのみ影響を与えます。

　脳下垂体は、脳の下部に位置している重要な内分泌腺です（図11）。思春期には、脳下垂体が特定の刺激ホルモンを作り始めます。こうしたホルモンの影響により、男子・男性の体では精巣で精子細胞が作られるようになります。男性の場合、脳下垂体は刺激ホルモンを高齢になるまでずっと作り続けます。そのため、高齢になるまで精子を作り続けることができるのです。

　精子細胞は、一過性に精巣上体に蓄えられます。その後、精子細胞は輸精管を通って運ばれます。

　精嚢と前立腺が精子細胞に分泌液（精漿）を加えます。精嚢からの分泌液（精漿）には、精子細胞の栄養分が含まれています。精嚢や前立腺からの分泌液（精漿）と精子細胞との混合液のことを精液と呼びます。

　輸精管は、前立腺のところで尿道へとつながります。射精時には、精液は尿道を通って外へと出ます。尿道は、膀胱からの尿の通り道でもあります。

▼図11　脳下垂体の場所

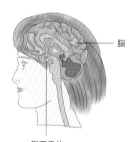

脳

脳下垂体

　尿道は陰茎（ペニス）の中を通っています。陰茎の先端（頭部または陰茎亀頭部）は非常に敏感な部分です。陰茎の先端、亀頭への接触は、しばしば男性を性的に興奮させる刺激になります。陰茎の先端は、包皮と呼ばれる皮膚のひだで覆われています。包皮は十分な大きさがあり、陰茎の先端を包み込むことができます。感染を防ぐために、男子・男性は、シャワーを浴びる際には包皮を根元側へと引っ張り、亀頭部や包皮を水でよく洗うことが大切です。包皮を切り取ってしまう人もいます。これは包皮環状切除（割礼）と呼ばれ、多くは衛生的な理由から行われます。包皮環状切除は、例えばユダヤ教やイスラム教の信仰など、宗教的な理由により行われることもあります。

　陰茎の役割は、女性の体内に精子細胞を届けることです。普段、陰茎はゆるく垂れ下がり「弛緩した（しおれた）」状態にありますが、大きく、硬くなることもあります。この変化を勃起すると言いますが、「硬くなる」などと表現されることもあります。勃起は、陰茎中の勃起（海綿体）組織によって起こります（図12）。この組織には血液を充満させることがで

き、それにより組織が大きく硬くなります。すると、陰茎が勃起するのです（**図13**）。垂れ下がった状態の陰茎の大きさや形は、男性ごとに様々です。しかし、勃起時の陰茎にはそれほどの差はありません。陰茎の大きさは、快感を感じられるかどうか、ということほど重要なことではありません。

　男子・男性は、非常に不都合な時に勃起してしまうことがあります。例えば、医師による診察時や、少々荒っぽい動作をした時や、誰かと密着してダンスを踊っている時などです。男子も男性も、夜になると、あるいは朝起きた時に勃起することもあります。

▼**図12**

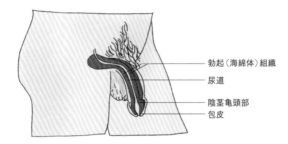

勃起（海綿体）組織
尿道
陰茎亀頭部
包皮

▼**図13**　陰茎（外観と切断面）

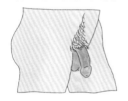

静脈
動脈
勃起（海綿体）組織
尿道

1　通常の状態（弛緩状態）

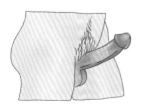

静脈
動脈
勃起（海綿体）組織
尿道

2　勃起状態

射精

性交の時、男性は陰茎を女性の膣に挿入します。挿入のために、陰茎は勃起している必要があります。男女が動くことで、陰茎を膣の中で前後に動かします。この動きにより、陰茎の頭部が連続的に刺激を受けます。その結果、男性は射精します。精液が陰茎から噴出し、女性の膣の中へと入ります。

1回の射精で、小さじ1杯分程度の精液が陰茎から出ます。精液は粘性があり乳白色です。精液は精子細胞と分泌液（精漿）の混合物だということを、これまでに学んできました。1回の射精により1億から4億の精子細胞が出されます。精子細胞は非常に小さく（**図14**）、**鞭毛**と呼ばれる尾部を持っていて、これを使って動きます。

▼**図14** 精子細胞

鞭毛

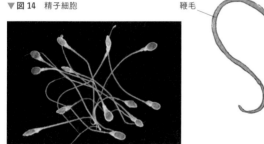

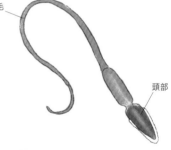

頭部

1 精子細胞の電子顕微鏡写真（2000倍拡大）　　2 模式図

射精は男性に快感を与えます。これは「**いく**」や「**オーガズム**に達する」、「**絶頂**を迎える」と表現されます。男子・男性は、自分自身でオーガズムを得ることもでき、それを**自慰**（**マスターベーション**）と呼びます。陰茎の皮を前後に動かすことで射精に至ることをオナニーすると言うこともあります。

時には、男子・男性が夜眠っている間に、自然に射精が起こることもあります。これを「夢精」と言います。男の子の最初の射精は平均13歳ごろです。11歳で最初の射精を経験する男の子もいれば、18歳まで最初の射精をしない男の子もいます。

3 女性生殖器系

男性に比べ、女性の生殖器系は外からは少ししか見えません（**図15**）。女性のほとんどの生殖組織は、腹腔内に存在しています（**図16**）。

▼図 15

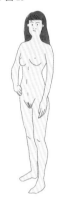

▼**図 16** 女性の生殖器系（模式図）

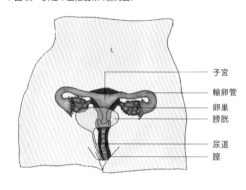

子宮
輸卵管
卵巣
膀胱
尿道
膣

卵巣（らんそう）は**卵細胞**（らんさいぼう）の成熟が起こる場所で、卵細胞は女性の生殖細胞です。卵細胞は精子細胞と比べてかなり大型です（**図17**）。これは、卵細胞には多くの栄養分が貯蓄されているためです。この蓄えられた栄養分は、受精卵（胚）の初期の発生のためのものです。

▼**図 17** １つの卵子細胞と複数の精子細胞

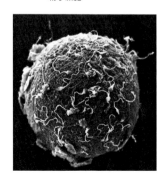

女の子の体内で生殖細胞が作られる時にも、**ホルモン**が重要な役割を担います。思春期になると、脳下垂体で刺激ホルモンが作られ始めます。これらのホルモンの影響を受け、卵巣の中で卵細胞が成熟し始めます。女性は50歳くらいになると、ホルモンの生産量が減っていきます。そうした女性の状態を**更年期**（こうねんき）と言います。更年期には、卵細胞が成熟する頻度が下がっていきます。更年期後、卵巣での卵細胞の成熟は起こらなくなります。

排卵

思春期から更年期になるまでの間、卵細胞は平均して4週間に1つずつ卵巣から放出されます。これを排卵（はいらん）と言います。一般的に、2つの卵巣が交互に1つの卵細胞を作ります。輸卵管（ゆらんかん）（または卵管）が卵細胞を子宮へと運びます。

排卵のあと、未受精卵細胞は12時間から24時間しか生きられません。その後、細胞は死に、細胞の残骸は血流に吸収されていきます。これは輸卵管で起こります。卵細胞は精子細胞を受精した場合にだけ、排卵後、より長く生き続けることができます。

受精

性交の際に、精液は膣（ちつ）に入ることができます。精子細胞はその後、鞭毛（尾部）を使って、子宮、そして輸卵管に向かって動いていきます。

精子細胞による卵細胞の受精（じゅせい）は、輸卵管の中で起こります。受精によって、雄性の生殖細胞の核と雌性の生殖細胞の核が融合します。

受精は、精子細胞の頭部が卵細胞に侵入することで開始されます（**図19**）。精子細胞の鞭毛は外側に残されます。精子細胞の頭部が卵細胞に入ると、卵細胞の外側にある層が侵入不可能な状態に変わります。これによって、他の精子細胞が同じ卵細胞に侵入することができなくなります。

▼**図 18**

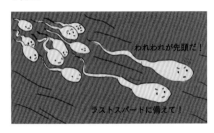

われわれが先頭だ！

ラストスパートに備えて！

▼**図 19** 卵細胞の受精（模式図）

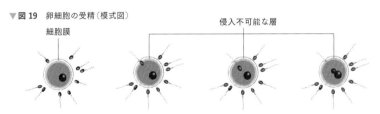

細胞膜

侵入不可能な層

1 卵細胞が精子細胞に囲まれる

2 1つの精子細胞の核が卵細胞の中に入り、拡大する

3 精子細胞の核と卵細胞の核が融合する（受精）

〔雌雄の生殖細胞の核は長時間かけて融合し、その後、第一卵割が始まります〕

着床

　受精の過程で、精子細胞と卵細胞の核が融合します。その後、受精卵（胚）はすぐに何回も分裂します（**図20**）。こうして作られた細胞集団は、輸卵管中を子宮へと向かって運ばれて行きます。子宮の壁は分厚い筋肉の層でできており、その内側は粘膜で覆われています。子宮内膜はこの時期には非常に分厚くなり、多くの血管もできます。細胞集団はこの子宮の内側に接着します。これを**着床**と言います（**図21**）。着床が起こった女性は妊娠します。約9カ月をかけて、細胞集団は赤ちゃんへと育ちます。この過程については、基本7でより詳しく学びます。

▼**図20**　受精卵の初期の細胞分裂（模式図）

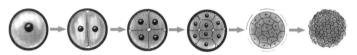

〔雌雄の生殖細胞の核は長時間かけて融合し、その後、第一卵割が始まります〕

▼**図21**　細胞集団が子宮へと運ばれ、子宮の内側層に着床する（模式図）

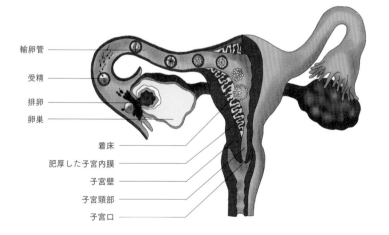

輸卵管
受精
排卵
卵巣
着床
肥厚した子宮内膜
子宮壁
子宮頸部
子宮口

女性の外生殖器

多くの女子・女性にとって、膣は性的な刺激に対して特に敏感という
わけではありません。ほとんどの女子・女性は、**陰核（クリトリス）**が
刺激されることによりオーガズム（絶頂）に達します。陰核をこする刺激
によってです。女子・女性が自分でこの刺激を与えることを、自慰（マ
スターベーション）と言います。これも「自分の指でする」というような
言い方をすることもあります。

▼**図22　女性の外部生殖組織**

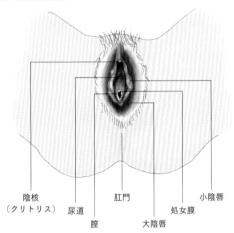

| 陰核
（クリトリス） | 尿道 | 膣 | 肛門 | 大陰唇 | 処女膜 | 小陰唇 |

陰核は前の方、小陰唇の間にあります（**図22**）。尿道の出口は、陰核の
すぐ後ろ側にあります。小陰唇の内側には、性的に興奮すると粘液を分
泌する分泌腺があります。この粘液は、膣の入り口での潤滑剤としては
たらき、陰茎の膣への挿入を容易にします。膣の内部の壁は非常に伸縮
性があります。陰茎に対して膣が小さすぎるということはほとんどあり
ません。何しろ、出産の時には赤ちゃんが膣を通って出てくるのですか
ら！

大陰唇は、小陰唇の外側にあります。陰唇を毎日水で適切に洗うこと
が大切です。そうでないと、粘液がひだの間に残ってしまい、細菌が増
殖しかねません。そして、感染症になることがあります。膣の内側は、
粘膜で覆われています。膣の先端には処女膜があります（**図23**）。

▼図 23

処女膜

　処女膜は膣の入り口近くにあります。処女膜を持たずに生まれてくる女の子もいます。この薄い組織である処女膜が存在する場合にも、その形は様々です（図を参照）。

　処女膜は閉じた膜構造だと思っている人がいますが、実はそうではありません。また、最初の性交で陰茎は処女膜を突き破ることになり、その結果、必ず出血すると思っている人もいますが、それは正しくありません。

　多くの女子・女性は、最初の性交の時に出血することはありません。特に、リラックスした状態で十分な愛撫の後であればなおさらです。こうした状況の時、処女膜の開口部は陰茎を受け入れるのに十分な大きさになります。膣は湿潤で滑りのよい状況になっており、組織が傷つくことはないのです。女子・女性には、最初の性交の時に膣の入り口が少し裂けてしまう人もいます。そうした場合、少量の出血があります。

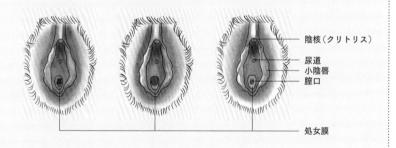

陰核（クリトリス）
尿道
小陰唇
膣口

処女膜

4 生理（月経）

　これまでに、子宮内膜は分厚くなること、またこの中には多くの血管が張り巡らされていることを学んできました。胎児になる細胞の塊は、この子宮内膜に着床します。もし卵細胞が受精していないと、子宮内膜の一部は剥がれます。この子宮内膜の一部が剥がれることを生理、または月経と言います。生理には出血を伴います。

　子宮の壁にある筋肉の層が収縮すると、子宮内膜の一部、粘膜、血液が排出されます（**図24**）。この筋肉の収縮は、腹部のけいれんとして感じられることがあり、時にはするどい痛みを伴います。

　生理期間中は、女性は惨めで悲しい気持ちになることがあります。ある人は怒りっぽくなり、ある人はぼうっとしがちになります。また頭痛、腹痛や、背筋・他の筋肉の痛みを感じることもあります。

▼**図24**　生理（月経）では、子宮内膜の一部、粘膜、血液が排出されます（模式図）。

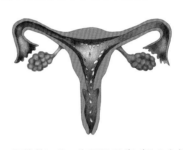

▼**図25**　生理パッド、タンポン（写真）

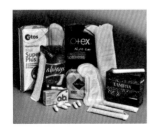

　平均的には、生理は13歳ごろから始まりますが、10歳から始まる人もいれば、16歳まで始まらない人もいます。生理は〔40代半ばから50代半ばの〕更年期になると止まります。1回の生理は、3日間で終わる人もいれば、1週間続く人もいます。生理で排出された子宮内膜の一部や血液を受け止めるのに、大抵の人は**生理パッド**か**タンポン**を使います（**図25**）。生理パッドは膣の入り口に当てて着用します（**図26.1**）。タンポンは膣の中に挿入して使用します（**図26.2**）。

▼図26

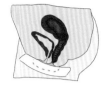

1 生理パッドの使い方

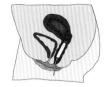

2 タンポンの使い方

　生理パッドやタンポンは、限られた量の液体しか吸収できません。また、長い間放置すると、細菌のせいで、悪臭や感染が起きるもとになるので、生理パッドやタンポンは、定期的に新しいものと交換しなくてはいけません。また、生理期間中には、陰唇の間を洗わなくてはいけません。洗う時は、大量の水を使って洗います。シャワージェルや石鹸は皮膚をひりひりさせ、感染を起こす原因にもなるので、シャワージェルや石鹸は使わないか、使ったとしても少量だけ使って洗います。

月経周期

　図27は、子宮内膜の厚さの5週間にわたる変化を表しています。生理中、子宮内膜の一部が剥がれるので薄くなりますが、その後、子宮内膜はまた厚みを増して、沢山の血管が張り巡らされるようになります。

▼図27　5週間にわたる女性の子宮内膜の変化（模式図）。

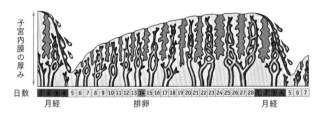

　排卵は、生理開始からおよそ14日後に起きます。卵細胞が受精しなかった場合は、次の生理は前の生理開始から約28日後に始まります。これを「月経周期が再び始まる」と言います。とはいっても、月経周期がいつもきっちり4週間だという人は、それほど多くはいません。多くの女性の月経周期は、もう少し不定期的で、ある時は生理が3週間後にやってきて、またある時は、5週間後にやってくる、という具合です。生理が始まった最初の数年は、特に不規則であることが多いのです。

5 性への関心（セクシュアリティ）

性に対する興味は思春期になるころからわいてきて、次第に人生の中でも大切なことがらになってきます。性に対する関心は大人が生きる上でも大切な問題ですが、性的なことに対する意見は人によって様々で、人生の中で性の持つ役割は人それぞれです。

大切な人間関係を維持するため

性への関心は、**大切な人間関係を続ける**のに大切なものです。人は誰かを特別に愛すると、その人に触れたり強く抱きしめたりして、その意思を相手にはっきりと伝えたいと感じます。そして、その愛がとても強い時、その人とセックスをしたいと感じることがあります。

セックスに対するスタンスは人それぞれです。特定の人と長い間付き合ってからでないとセックスをしたくないと思う人もいれば、相手を少数に限定する必要はないと感じる人もいます。かと思えば、結婚した相手としかセックスをしたくない、と考える人もいます。

性的衝動（リビドー）

性的なものは、人を興奮させ、人に快楽を与えます。このような人の感覚を**性的衝動（リビドー）**とか、性的欲求と呼びます。強く惹かれる人と愛し合ったり、セックスしたりすることで、性的に興奮します。

裸体や性行為中の人の写真や映像をみると興奮することがありますが、このような性的な刺激を目的に作られた写真や映像を**ポルノグラフィ（ポルノ）**と呼びます。ポルノには、はっきりと性器が写り込んでいるものもあります。ポルノを鑑賞しすぎると、性に対して非現実的な妄想を作り上げてしまうことがあります。ポルノに出てくる女性の登場人物はひどい扱いを受けることが多いのです。というの

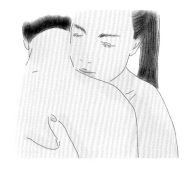

▼**図28 性への関心とリビドー**

も、ポルノは「愛情を確認する」という本来のセックスの目的からはかけ離れており、むしろある種の男性の抱く幻想（ファンタジー）を表現したものであることが多いからです。

売春婦・男娼とは、セックスをしてお金を儲ける女性・男性のことです。〔オランダでは〕未成年で売春をするのは違法です〔日本では、売春防止法により売春自体が認められていません〕。

生殖行為

男性と女性がセックスをすれば、赤ちゃんができることがあるので、セックスは生殖にとって大切な行為です。しかし、セックスはしたいが子供は欲しくない場合があります。このような時、避妊具を使用します。

性的な好みの多様性

性的な好みは多種多様です。ここではその一部しか挙げませんが、大多数の人は、異性の人に性的な魅力を感じます。このような人たちを**ヘテロセクシャル**（ヘテロ＝異なる）と言います。

約5%の人は**ホモセクシャル**（ホモ＝同じ）です。ホモセクシャルの人は、同性に性的な魅力を感じます。ホモセクシャルな女性は、**レズビアン**とも呼ばれます。

同性と異性の両方に性的に惹かれる人のことをバイセクシャルと呼びます。

▼**図29** 性的な好みの多様性

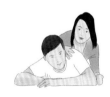
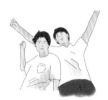

1 ヘテロセクシャル　　2 ホモセクシャル　　3 レズビアン

　トランスジェンダーとは、生まれ持った性別が自分のものであるとは感じない人たちのことを言います。例えば、男性の体をしているけれど、自分が女性であるように感じる人、もしくは女性の体をしているけれど、自分は男性であるように感じる人のことです。トランスベスタイト（服装倒錯者・女装家・男装家）とは、少しの時間または長い間、異性の格好をする人のことです。**トランスセクシャル**とは、手術をして異性の体になりたい人、もしくはそのような手術を経験した人のことです。**アンドロジナス**（男女両性）な容姿とは、両方の性を取り入れた格好をする人のことです（図30）。アンドロジナスな感覚を持つ人もいます。これは、つまり男性でもあり女性でもあるような感覚を持つ人のことです。オランダでは、大半の人はセクシュアリティや性的嗜好のこれらのバリエーションを受け入れています。それでも、レズビアンやホモセクシャルの男性、バイセクシャルやトランスジェンダーの人々は、いまだに差別、いじめ、脅迫や暴力に耐えています。多くの人たちは、このような状況に立ち向かうようになってきています（図31）。

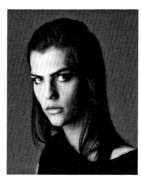

▼**図30**　アンドロジナス（男女両性）な格好をした人

健全な性的関係

　その人の性的な好みに関係なく、「健全な」性的関係というのは、率直に意見が言え、対等で、親密で、お互いを尊重し合える関係のことです。お互いの立場に大きな違いがあると、対等な関係とは言えません。例えば、2人の間に年齢、経験、知性や収入に大きな差がある時、このような力関係の違いは簡単に悪用されて、性暴力に発展してしまうことがあります。

▼図31

パープル・フライデー（紫色の金曜日）活動に参加する学校の数が過去最多

オランダに約680ある中学校のうち、500以上の学校がパープル・フライデー（紫色の金曜日）運動に参加しました。かつてないほどに多くの学校の生徒が、学校での「同性愛嫌い」や「同性愛者、バイセクシャル、トランスセクシャルに対する差別」に立ち向かう運動に参加しました。パープル・フライデーは毎年12月の第2金曜日に、「同性愛者・異性愛者連合」（GSA）ネットワークにより企画されています。GSAはレズビア

ン、ホモセクシャル、バイセクシャル、トランスジェンダーに対する社会の認識を変えるために活動をする生徒たちの組織で、ヘテロセクシャル、ホモセクシャル、バイセクシャル、トランスジェンダーと様々な性的嗜好の生徒が参加しています。

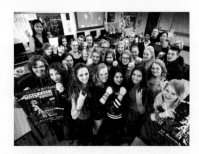

引用元：www.coc.nl.

性暴力

お互いが望んでするセックスは素敵なものですが、一方が強引にそのような関係を強いる場合もあります。これを**性暴力**と呼びます。被害者は性的な虐待を受けます（**図32**）。性暴力は法律で禁止されており、犯人は刑務所に服役することがあります。被害者の家族の他のメンバーとの強制的なセックスを、**近親相姦**と言います。

▼図 32

性暴力：クラスに 3 人が被害者

　ラトガース・ニッソ・グループの研究で、14 − 18 歳のうち 16% 以上の少女と、4-5% の少年が、性暴力の被害にあったことがあることがわかりました。これは高校 1 年生のクラスの中で、平均で 3 人が被害者になっていることになります。

　性暴力には、様々な形があります。望んでないのに繰り返しキスをされることから、無理やりセックスをさせられることまでです。最近の性暴力には、インターネットも絡んできます。例えば、昔付き合っていたボーイフレンドが、自分が望んだことをやらないとインターネットに裸の写真をばらまくと、少女を脅すようなケースがあります。

　性暴力の被害者は、感情的または身体的な問題に悩まされます。そこで、ラトガース・ニッソ・グループはインテラピーと共同で、性暴力の被害にあった若者が、無料で助けを求められる心理療法をはじめました (www.interapy.nl)。

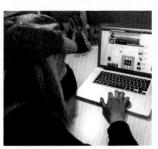

　合意のない、性的ないやがらせを、**セクシャル・ハラスメント**と言います。**強姦**（婦女暴行）とは、暴力や脅迫で無理やり被害者と性的な行為を行うことを言います。**レイプ**にはセックスも含まれます。

　ラバーボーイは、最初、女性に優しく接することから始めます──女性に優しく気を配り、高価なものをあげます。それから、徐々に女性の周りの友人や知人をなくして、女性を支配します。その後、売春をさせ、お金を貢がせます。

6 避妊（バースコントロール）

　避妊というのは、女性が（しばしば男性と一緒に）赤ちゃんがほしいかどうかを決めることです。女性が妊娠したくない場合、女性または男性が避妊具を使います。避妊具を使用する時、女性も男性も、信頼できる避妊の方法を選ぶ責任があります。2つの最もよく知られた避妊具は、コンドームとピルです。ピルは特に信頼性のある方法です。他の信頼性のある避妊の手段に関しては、発展9で学べます。知られている避妊法の中には、適切ではない、信頼できない方法もあります。

信頼できない方法

　前に学んだように、受精していない卵細胞は、排卵後12 - 24時間しか生きることができません。精子細胞は射精後、女性の体内で2 - 3日間生きます。つまり、セックスをして卵細胞を受精させる機会は、4週間の月経周期のうちに4日間しかありません。この「受精可能期間」は、だいたい排卵の3日前から排卵の1、2日後までとなります（図34）。

　生物学者は、「受精可能期間」に女性の顔がより魅力的になるかどうかを調べています（図35）。

▼図33　無料！
自分でできる避妊！

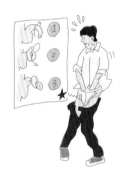

▼図34

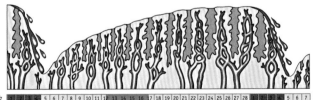

| 日数 | | | | | | | | | | | | | | | | | | | | | | | | | | | | | | | | | | |
| 月経 | | | | | | | | | | | 受精可能期間 | | | | | | | | | | | | | | | | 月経 | | | | | | |

187

▼図35

女性の顔は、受精可能な期間の方が魅力に見えるか？

多くの動物では、雌の「受精期間」の開始ははっきりとわかります。例えば、チンパンジーでは雌の性器が膨れ上がり、赤くなります（写真）。しかし、人間でははっきりしません。ひょっとしたら、違いがあるのかもしれないけど、わずかな違いでしょうか？　ニューカッスル大学の研究者たちは、女性の顔の魅力が月経周期の中でかわるかどうかを検証しました。女性の顔は、受精期間により魅力的になるでしょうか？

研究テーマ	女性の顔は、受精可能な期間のほうが魅力に見えるか？
仮説	女性の顔は、受精可能な期間の方が魅力的に見える
実験	19-33歳の女性50人の顔写真を2枚ずつ撮った。1枚目は、受精期間か、その数日前に撮影し、2枚目は2週間後に撮った。250人の被験者にそれら50組の写真を見せ、どちらが魅力的かを尋ねた。
結果	

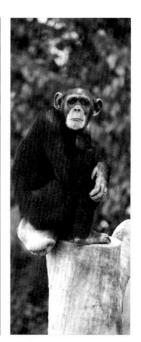

（結果のグラフ）
縦軸: ↑より魅力的に見える（%） 0, 10, 20, 30, 40, 50, 60
横軸: 受精期間　そうでない期間

　妊娠を避ける最も古典的な方法は、月経周期に合わせた禁欲、つまり「受精可能期間」の約6日間にセックスを避けることです（**リズム法**）。しかし、通常、いつ排卵が起きるかを正確に把握することはできません。人によって排卵が平均よりも早かったり遅かったりします。したがって、リズム法は非常に信頼性に欠けます。不定期的に生理が来る女性の場合、リズム法では簡単に妊娠をしてしまうことがあります。

　膣外射精とは、射精する直前に、男性がペニスを膣から抜くことです。すると射精は膣外で行われます。しかし、実際には、射精よりも前にペニスから前液が出ていることがあり、この射精前の前液も、しばしば精子を含んでいます。つまり、この方法も非常に信頼度が低いのです。

▼図 36

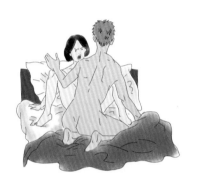

コンドーム

　コンドームとは、勃起したペニスに装着するゴム製のさやです（**図37**）。コンドームは精子が膣に侵入するのを防ぎます。コンドームは簡単で、安く、かなり信頼性の高い避妊具です。1個のコンドームは1度きりの使い捨てです。コンドームの欠点は、コンドームを装着するために、性行為を1度中断しなければならない点です。一方、コンドームは避妊以外にも細菌やウイルスの感染も防いでくれるという利点があります。例えば、エイズ（AIDS）ウイルスはコンドームを使わないとセックスで感染してしまいます。基礎8では、エイズウイルスや他の性感染症についてさらに学びます。

▼**図 37** コンドームの使用法

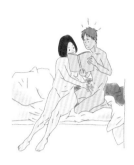

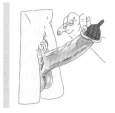

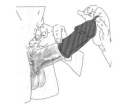

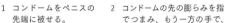

1 コンドームをペニスの
先端に被せる。

2 コンドームの先の膨らみを指
でつまみ、もう一方の手で、
丸めて収まっているコンドー
ムをおろし、被せていく。

　コンドームは、CE safety マークのついているものだけを使用してくだ
さい（**図38.2**）。そして、パッケージに書いてある使用期限をよく見てくだ
さい。ノベルティコンドーム（**図39.2**）は、娯楽のために作られたもので、
安全なセックスには適していません。

▼**図 38**

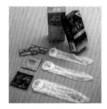

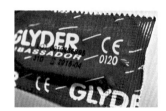

1 コンドーム

2 CE Safety マーク

▼**図 39** 避妊に適していないコンドーム

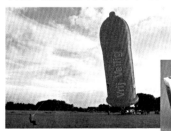

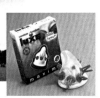

1 オランダで一番大きいコンドーム

2 面白いコンドーム

ピル

ピル（避妊用ピル）は、避妊目的で最も広く使われているものです。ピルには、女性の体内で多くの変化を引き起こすホルモンが含まれています。このホルモンが排卵を抑えるため、卵細胞は放出されません。

ピルを服用する場合、4週間のうち、1週間を除いた3週間、毎日飲まなければなりません。生理は、ピルを飲んでない1週間の間に来ますが、ピルを服用している期間の生理は、服用していない時ほどつらくありません。このため、ピルは、強い痛みのある生理や不規則な生理周期の女性に処方されます。

▼**図40** 様々なタイプの避妊用ピル

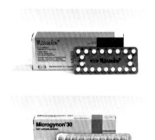

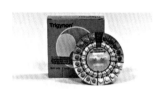

ピルは、避妊の方法としてとても信頼性の高いものです。錠剤は、個別のブリスターパックに日付が印字されています（**図40**）。なので、飲み忘れがあるとすぐにわかります。1度でもピルを飲み忘れてしまうと〔体が生理のタイミングと判断して排卵することがあるため〕、その後、残りのピルを飲んでも確実に避妊できるとは言えません。ピルには、ときどき吐き気、頭痛、体重増加、胸の張りなどの副作用があります。これらの症状は、通常ピルを飲み始めて3カ月以内におさまります。症状がひどければ、医者は異なるピルを処方します。

望まない妊娠を防ぐ緊急処置

注意をしていても、時として良くないことは起きるものです。セックスのあとで、女性がピルを飲み忘れていたことに気づくかもしれません。あるいは、コンドームが破れていたり、外れてしまうこともあります。そんな時、妊娠を防ぐための緊急の処置があります。これらの処置は、レイプされた時にも使われます。

モーニングアフターピル（**図41**）とは、通常のピルよりも大量のホルモンを含んだピルです。このピルは、セックスの後3日（72時間）以内に服用しなくてはなりませんが、セックスをしてから12時間以内に服用するのが最も確実な効果を示します。モーニングアフターピルを服用すると、女性は強い吐き気を催すことがありますが、気分が悪くなった時に

▼**図41** モーニングアフターピル

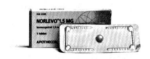

ピルを吐き出してしまわないよう、気をつけなければいけません。モーニングアフターピルは、処方せんなしで、ドラッグストアや薬局で購入できますが、頻繁に使うべきではありません〔日本では、婦人科などで診察を受けないと処方してもらえません〕。

少女や女性が、予定していなかった妊娠をしてしまうと、複雑な問題に直面することになります。子供を一人で育てたいか？ 子供を養子に出したい（あるいは、出さざるを得ない）か？ その子供の（生物学上の）父親も、その考えに賛同しているか？ オランダでは、FIOM（www.fiom.nl）という団体がこのような問題を抱えた女性のサポートをしてくれます。

女性が、妊娠を中断するという決断をした時、**中絶**という手段を取ることができます。中絶ピルは、妊娠7週目までに服用することができますが、医学的な理由で、このピルを使えない人もいます。

▼**図42** 吸引による中絶

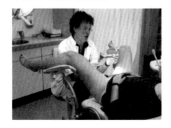

最もよく行われる中絶の手段は、**吸引**です（**図42**）。妊娠13週までは、**吸引**によって中絶を行うことができます。局所麻酔をかけた後で、吸引ポンプを使って膣から子宮内膜と胎児を吸引します。

　妊娠13週以降に妊娠を中断する場合、もっと大がかりな処置が必要になります（後期中絶）。この方法は、妊娠23週まで使えます。中絶は、オランダでは無償で行えます〔日本では、母体保護法に基づき、中絶は22週未満とされています〕。

　女性が中絶を望んだ場合、まず医者や看護師そしてソーシャルワーカーと相談する必要があります。話し合いの後、女性には5日間もう1度よく考える時間が与えられます。実際の中絶を行う前にこの5日間の猶予をおくことは、法律で義務付けられています。

　中絶や妊娠を防ぐ緊急処置に対する考え方は、人によって様々です。「自分自身が自分の体の主人である」、という権利を女性は持っている、と考える人もいます（**図43.1**）。一方で、このような処置は、まだ生まれていない子供を殺すことだと考える人もいます（**図43.2**）。また、その女性がどういう状況で妊娠したかによる、という考え方もあります。自分の意志で誰かとセックスをした場合の妊娠と、レイプされた結果としての妊娠とでは状況が異なる、ということです。

▼**図43**　中絶に対する様々なスタンス

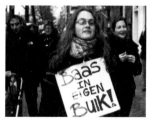

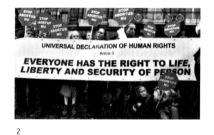

1　　　　　　　　　　　　2

7 妊娠と出産

　排卵後の卵細胞は、輸卵管で精子細胞と出会い受精します。受精卵はすぐさま分裂を開始します（**図44**）。この現象で生み出される細胞集塊（胚）は輸卵管から子宮に運ばれ、そこで胚が子宮内膜に**着床**します。着床すると分離されることはなく、さらに月経が起こらなくなります。この時点で妊娠とみなされます。

　図45は、妊娠した女性の子宮内膜の厚みを経時的に表したものです。排卵後5日から7日にかけて胚が着床します。この胚が成長して赤ちゃんになります。受精してから約38週間後に子供が生まれてきます。

▼**図44**　受精卵の分割（顕微鏡写真）

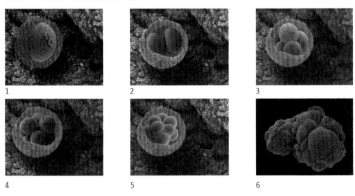

▼**図45**　妊娠女性の子宮内膜

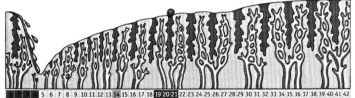

　妊娠を検査するための簡便な方法は、薬局で妊娠検査薬を購入して調べることです（**図46**）。陽性結果は特に信頼性が高いです。また、かかりつけ医や保健所の医者も検査することができます。

妊娠

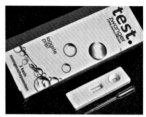

▼**図46**　妊娠検査薬

　最初の数週間のうち、子宮の中で成長する赤ちゃんのことを胚（はい）と呼びます。一方、受精して8週間後から出産までの間は胎児（たいじ）と呼びます。妊娠して最初の数週間、子宮内膜が胚に栄養を供給します（**図47**）。

　その後、胎盤が形成されます（**図48**）。胎盤は子宮内膜の特定の部位で、胚の血液が母親の血液と非常に近い場所を流れています。これによって、母親の血液と胚の血液間で物質を交換します。しかし、母親の血液が胚の内部に流れ込むことはありません。母親の血液は、胚の血液と薄い膜で隔てられて維持されています。

　胚は臍帯（さいたい）（**へその緒（お）**）によって胎盤と接合しています（**図48**）。酸素や栄養素は、母親の血液から胚の血液に供給されます。一方、胚の血液内にある老廃物は、母親の血液へと流れていきます。

▼**図47**　子宮内膜の胚

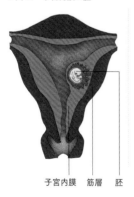

子宮内膜　　筋層　　胚

▼**図48**　子宮内の胎児

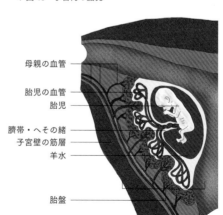

母親の血管

胎児の血管

胎児

臍帯・へその緒

子宮壁の筋層

羊水

胎盤

　胚は羊膜という二重の膜で覆われています。羊膜の内側は羊水で満たされています（**図49**）。胚は羊水中に浮かんでいて、この羊水が胚を衝撃や脱水、温度の変化から守っています。それに加えて、胚が動きやすい環境を提供しています。

　その間、母親の体は生まれてくる赤ちゃんに授乳をする準備をしています。妊娠中、乳房の乳腺が発達してきます。そのため、妊娠中から乳房が大きくなるのです。

▼**図49**　胎児が発達する様々な段階

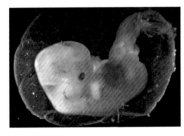

1　胚（6 週齢）

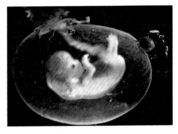

2　胎児（8 週齢）

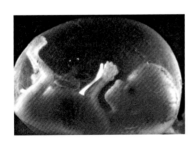

3　胎児（12 週齢）

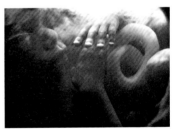

4　胎児（5 カ月齢）

赤ちゃんの誕生（分娩）

通常、分娩が始まる最初の兆候は、陣痛が起こることです。陣痛は、子宮壁の筋肉が一定の間隔で収縮することで起こります。陣痛の間、子宮頸部（子宮口）が拡がります（**図50**）。このことを拡張と呼びます。一般的に羊膜が破れ（破水する）、羊水が膣から流れ出ます。赤ちゃんの頭が通り抜けられるように、子宮口が拡張するには大体20時間ぐらいかかります。

▼**図50　拡張**

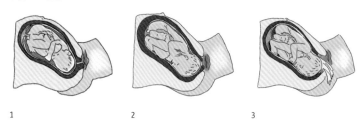

1　　　　　　　　　　2　　　　　　　　　　3

その後、出産を迎えます（**図51**）。陣痛が徐々に強くなっていき、腹壁の筋肉も収縮し始めます。この本陣痛によって、赤ちゃんを外へと押し出していきます。分娩時間は数秒から数時間と様々です。

▼**図51　出産**

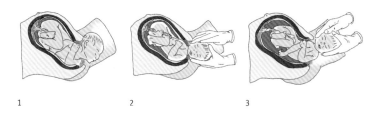

1　　　　　　　　　　2　　　　　　　　　　3

通常の出産では、頭が先に出てきます。骨盤位（逆子）の場合（**図52.2**）、お尻か足が先に出てきます。横位の状態では（**図52.3**）、膣を通って〔通常分娩で〕産まれることはできず、帝王切開手術で産まれてきます。逆子の状態でも、しばしば帝王切開で出産します。実際には横位の状態になることは稀です。

▼図52　母親のお腹の中での胎児の体位

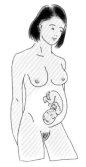
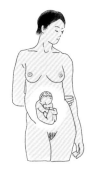
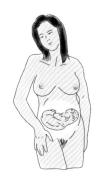

1　頭位（通常）　　　　　　2　骨盤位（逆子）　　　　　　3　横位

　出産後、赤ちゃんの口や気道から粘液の残りを取り除きます（**図53.1**）。その後、臍帯を挟み、切り離します（**図53.2**）。通常、赤ちゃんは生まれてすぐに泣き始めます。これは、赤ちゃんが適切に呼吸をし始めたという、とても良いサインです。

　赤ちゃんに残っている臍帯の一部は、その後1週間程度乾燥して、自然に取れます。この赤ちゃんのお腹に残った傷のような部位が**へそ**です。

▼図53

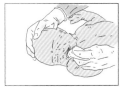
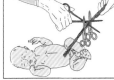
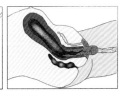

1　赤ちゃんの口から粘液の　　2　臍帯を挟み、切り離す　　3　後産
　残りを取り除く。

　分娩は、赤ちゃんを出産しても完全に終わったわけではありません。子宮壁の収縮によって、胎盤そして臍帯と羊膜の残りが押し出されます。これらは出産後15分程度の間に取り除かれます（**図53.3**）。これは後産として知られています。後産は、ホルモンを注射することで早めることもできます。産科医や助産師は、すべての後産が出てきたことを確認します（**図54.3**）。

▼図54

助産師

「こんにちは、私はアンです。私は助産師として妊婦さんを、妊娠・分娩そして出産後の数日間お手伝いしています。私の仕事がどのようなものかしっかり理解してもらうため、前回出産に立ち会った内容を少しお話します。

私は2時にウィリアムさんを訪ねました。彼女はすでに強い陣痛があり、自然に破水していました。私は彼女が陣痛をうまく乗り越えているか、陣痛がどのぐらいの周期や強さで来ているのかを確認しました。そして、胎児の心拍を聞き、胎内でどのような体勢なのかを感じ取り、内診をして、子宮口の開き具合を確認しました。すでに10cmも開いており、子宮口は全開でした。私は出産の準備をして、マタニティケアサービス〔産院〕に電話をしました。本陣痛が来た時、私は彼女に陣痛に合わせて力むように伝えました。その45分後、彼女は可愛らしい男の子を出産しました。彼女の旦那さんがへその緒を切って、私は赤ちゃんを検査しました。健康な男の赤ちゃんです。後産を取り除き、新しい家族とのひとときの時間です。その間に、私は必要な書類を書いて、親子を見守っていました。本当に、スムーズな出産でした。

しかし時には、このようにスムーズにいかないこともあります。例えば、逆子の場合や胎児が苦しんでしまっている場合、または羊水内に胎児の排泄物がある場合などが挙げられます。そのような場合、出産は病院で行われます。多くの女性にとって、妊娠は様々な体の変化が起こったり、もちろん出産は非常に痛かったりするのですが、それでも心おどる楽しいひとときです。私は、このように女性にとって特別な瞬間をお手伝いできることにとても満足しています」。

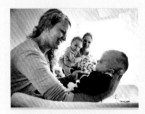

1　アンの仕事の様子

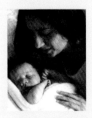

2　産まれてきた赤ちゃんとお母さん

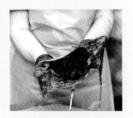

3　後産

8 性感染症

　感染した人と密接に肉体的な接触を介することでのみ、かかる病気があります。これらの病気は、**性感染症（STI）**あるいは**性病（VD）**と呼ばれています。感染するために性交は必ずしも必要としません。性器、口や肛門を介した接触であれば、あらゆる種類の同性愛者、異性愛者が感染する可能性があります。しかし、汚いトイレや、他人のグラスを使うことで感染するというような〔間違った〕作り話もあります。なぜなら、性感染症を引き起こす病原体は、人の体から離れるとすぐに死んでしまうからです。

▼表1

性感染症	オランダにおいて1年間で新規に感染すると予想される患者数
クラミジア感染症	6万
性器イボ	2万5000
性器ヘルペス	1万2000
性腺機能低下症	6000
B型肝炎	2000
梅毒	750
HIV感染（エイズ）	700
その他の性感染症	3000

　オランダで一番多いのはクラミジア感染症です（表1）。エイズ（AIDS）はおそらく最もよく知られたSTIです。クラミジアを引き起こす病原菌は細菌ですが、AIDSはウイルスで引き起こされます。発展10で他のSTIについて学びます。

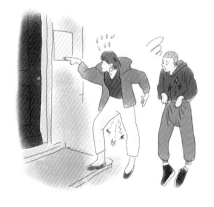

▼図55

クラミジア感染症

クラミジア感染症を引き起こす細菌は、15-30歳のヒトの尿道や子宮頸管で見つけられます。この細菌が感染した、3分の2の女性や2分の1の男性では症状が出ません。これらの人々は、感染に気付かず、性交を介して他の人にクラミジアを感染させてしまいます。

クラミジア菌は、肛門、尿道や子宮頸管で炎症を引き起こします。男性では、炎症により以下のような症状が現れます。陰茎からの水様分泌物、排尿痛、陰嚢部の疼痛。女性では、排尿痛、性交痛、下腹部痛を引き起こします。月経以外の膣からの出血や膣分泌物が増えたり、異常な膣分泌物が出る女性もいます。クラミジア感染症の治療を速やかに行わなければ、炎症が輸卵管や精巣上体にまで拡がってしまうため、その影響は深刻です（図56）。クラミジア感染症は抗生物質で治癒します。

▼図56

クラミジアの大規模研究

30万人以上の若者が、クラミジア感染症の自己検査を受けるように要請されました。この検査は、インターネットを介しても申し込めます。個人情報は保護されます。この検査の良いところは、かかりつけ医による不快な内診を受けなくても良いところです。男性は尿を、女性は自分で採取できる塗抹標本を研究所に送ります。結果はインターネットで知ることができます。性交経験がない、もしくは同じパートナーと複数回性交経験のある若者もいます。彼らは感染のリスクがないため、検査を受ける必要はありません。

図56に、女性がクラミジア感染症を治療せず放置した場合に起こりうる影響を示しています。

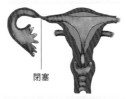

閉塞

1 不妊
クラミジア感染により輸卵管に瘢痕ができることがあります。これにより輸卵管が閉塞し、その女性は不妊になることがあります。

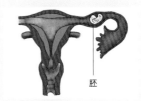

胚

2 子宮外妊娠
受精卵がクラミジア感染している部位で停滞してしまいます。これにより、胚が子宮外で成長することになり、子宮外妊娠になります。

後天性免疫不全症候群（エイズ）
こうてんせいめんえき ふ ぜんしょうこうぐん

　後天性免疫不全 症 候群（エイズ）になると、免疫システムは障害されます。これにより、腸炎や肺炎、皮膚がんなどのあらゆる病気にかかりやすくなります。健康な人は、これらの感染に抵抗できますが、エイズ患者はいろいろな病気の脅威に脅かされ、時には複数の病気に1度にかかってしまいます。それゆえ、エイズには特徴的な症状がありません。

　エイズは、HIV（ヒト免疫不全ウイルス）と呼ばれるエイズウイルスにより引き起こされます。HIVウイルスは少しずつ変化し続けます。感染しても何の症状もない人もいます。その期間は、数か月続くことも、10年以上続くこともあります。特定の検査でHIVウイルスに感染しているかどうかがわかります。健康な人がウイルス陽性であれば、彼らは**血清反応陽性**（けっせいはんのうようせい）と言われます。血清反応陽性であれば、すぐにHIV阻害剤を飲み始める必要があります。**HIV阻害剤**（そ がいざい）を飲み始めるのが遅ければ遅いほど、エイズになる可能性が高くなります。エイズは致死的です。HIV阻害剤はHIVウイルスが体内で増殖するのを防ぐためのいくつかの薬を組み合わせたものです。HIV感染は治らないので、残りの人生のために、HIV阻害剤を特定の期間きちんと飲まないといけません。HIV阻害剤の

▼図57

世界的な後天性免疫不全症候群（エイズ）

　アムステルダム＝2012年に230万人がHIVウイルスに感染し、そのうち160万人がサハラ以南のアフリカの人々でした。その年、160万人がエイズで亡くなりました。以下の図は、国際連合と世界保健機関（WHO）によって作成されました。中央アフリカと南アフリカはとりわけ影響を受けています。

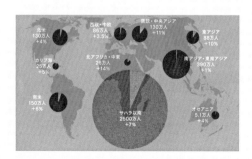

2012年、エイズの感染者数は3530万人と予想されています。そのうちの1000万人だけが、HIV阻害剤を摂取できています。

HIV・エイズ
2012年の増加分

副作用には吐き気があります。これらHIV阻害剤を飲むことができるのは、ごくわずかの人たちです（**図57**）。

エイズウイルスは、感染者の血液、精液、膣液、射精前液や母乳から身体に侵入します。多くの感染は、安全でない性交（例、コンドーム不使用の性交）や同じ針を使った薬物使用の結果です。この病気は、くしゃみ、咳、キス、食器の共有では感染しません。それゆえ、エイズ患者や血清陽性患者と普通に接触しても問題なく、なんら危険ではありません。

多くの若者が、いまだに安全でない性交を行い、その結果、性感染症にかかっています（**図58**）。クラミジア感染症やHIVなどの性感染症患者と性交すれば、気付かないうちに感染してしまいます。感染しているかどうかは**性感染症検査**で調べることができます。

▼**図58**

若者はいまだに安全な性交をしていない

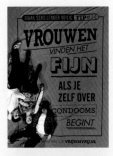

若者の4分の1が、初めて性交する際にコンドームを使っていません。特に、若くして性交し始めた人は、コンドームを使わない割合が多いのです。肉体関係にあるオランダ人の半数は、3カ月後にはコンドームなしで性交するようになります。これは、オランダの国際人権連盟の加盟組織の1つである、ラトガース・ニッソ・グループの調べです。

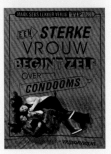

主な理由は、彼らはお互いに信頼するようになることと、コンドームを使った性交は楽しくないからです。

しかしながら、最も安全なのは、パートナーの双方が、新たに関係を持つ前に性感染症の検査を受けることです。そして、その結果がわかるまでは、性交の際にコンドームを使うべきです。もし、3カ月後に検査結果が双方ともに良ければ、コンドームなしで性交しても良いでしょう。

9 その他の避妊の方法

基礎6では、信頼性の低い避妊法を2つと、信頼性の高い避妊法を2つ学びました。これらの他にも妊娠を避ける方法があります。

▼図59

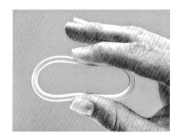

膣リングは最近登場した避妊具です（図59）。膣リングは、ピルと同じホルモンを含んだ、樹脂製の柔らかいリングです。女性は自分で膣内に膣リングを挿入します（図60）。3週間膣内に入れたままにしたら1週間外します。ホルモン量はピルよりも少ないため、副作用は抑えられます。膣リングの使用により、血栓症を起こす危険性がわずかながらありますが、これはピルも同じです。オランダでは、2014年から膣リングの避妊具としての使用が承認されました。

この他にも、ピルと同じホルモンを含む避妊具がいくつかあります。避妊薬注射法（図61）では、排卵を阻害するホルモンを3カ月ごとに注射します。副作用の1つとして、月経が軽くなったり完全に止まったりします。注射をやめた後、月経が戻るのに2年もかかる女性もいます。避妊用パッチ（図62）は、週に1度交換しながら3週間皮膚に貼ります。そして、次の1週間は貼らないようにします。

▼図60　膣リングの挿入

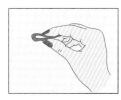 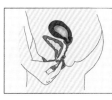 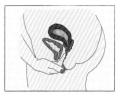

1　親指と人差し指で挟んでリングを折りたたみます。
2　折りたたまれたリングを膣の中に挿し入れます。
3　リングをできるだけ膣の奥の安定する位置まで押し入れます。

▼**図 61** 避妊薬注射

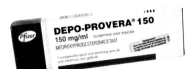

▼**図 62** 避妊用パッチ

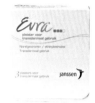

　女性用コンドームは女性の膣に挿入する特殊なコンドームです（**図 64**）。何時間も前から挿入しておけるため、性行為を中断する必要がありません。女性用コンドームは1回使用したら交換します。

▼**図 63** 女性用コンドーム

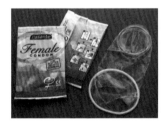

▼**図 64** 女性用コンドームは膣に挿入して使用する。

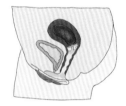

コイル、あるいは子宮内避妊具（IUD）（図65）と呼ばれるものは、医師が子宮内に挿入します（図66）。コイルには2種類あります。**ホルモンコイル**（**図65.1**）からは日々微量のホルモンが放出されます。ホルモンの効果により受精と着床が阻害されます。ホルモンコイルは月経による血液の喪失を減らしますので、女性の月経に関わる様々な問題が軽減されます。5年経つとホルモンコイルの効果は薄れますので交換します。

銅コイルには銅製の針金が巻きつけられています（**図65.2**）。銅コイルは長い期間子宮内で使用されます。10年というケースも珍しくありません。子宮内で、銅コイルは精子細胞に有害な反応を引き起こし、また着床を阻害します。

このコイルの副作用としては、月経が重くなることや、胃痙攣があります。しかし、このコイルは忘れることがないという点で、使用が簡単であると言えます。

▼**図65** 子宮内避妊具

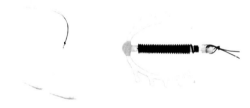

1 ホルモンコイル　　　2 銅コイル

▼**図66** 子宮内に挿入されたコイル

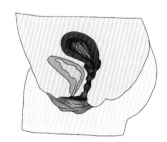

　避妊手術は、男性あるいは女性を不妊にするための簡便な手術です。男性では両側の精管を封鎖します（**図67.1**）。精子の生産は正常に維持され、射精時の精液量も変わりません。しかし、生産された精子は体外に出ることなく精巣上体や輸精管の内部で分解されます。

　女性の場合は、卵細胞が精子細胞と出会うことがないように輸卵管を封鎖します（**図67.2**）。

▼**図67**　避妊手術（模式図）

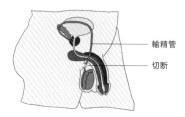

1　男性

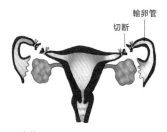

2　女性

▼**図68**

調査	9つの避妊法の信頼性		
問題定義	どの避妊法の信頼性が高いか		
実験	この研究は、子供を産むことができる年齢で、性的に活動的な女性100人を対象とし、特定の避妊法を行っていたにもかかわらず予期せぬ妊娠が起こった件数を、1年間調べたものです。9種類の異なる避妊法について調査しました。結果はパール指数（妊娠率）で示されています。「完璧な使用」によるパール指数は、その方法の使用に何ら問題がなかった時の妊娠率をパーセンテージで表しています。実際には、使用時に時々間違いが起こるので、「実際の使用」によるパーセンテージが示されています。		
結果		完璧な使用によるパール指数	実際の使用によるパール指数
	1　コンドーム	2	5から12
	2　ピル	2から3	5
	3　膣外射精法	1	12から38
	4　リズム法	3.3	6から49
	5　膣リング	0.4	0.5から2
	6　避妊薬注射法	0.1	0.5
	7　女性用コンドーム	2.6	3から5
	8　子宮内避妊具	0.2	1から3
	9　避妊手術	0.25	0.5

10 その他の性感染症

　基礎ではクラミジア感染症とエイズという2つの性感染症について学びました。表1から、その他にも性感染症があることがわかります。この節では、性器疣贅、性器ヘルペス感染症、そして淋病について学びます。

性器疣贅

　性器疣贅（性器イボ、図69）は、外性器と肛門周辺にできる良性の皮膚の病変で、腟や肛門の内部にできることもあります。性器イボは、クラミジア感染症に次いで2番目に多い性感染症です。イボは健康に影響しませんが、とても不快な場合もあります。ヒトパピローマウイルス（HPV）が原因で、手や足にできる通常のイボ同様、伝染性です。性器イボは性行為によって通常伝染しますが、ハンドタオルや下着を通しても伝染が起こります。定期的にローションやクリームを塗ることによって自分で治療できます。医師は、加熱、凍結、切除といった方法で治療します。性器イボは伝染しやすいため、かかったら早急に治療する必要があります。

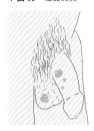

▼図69　性器疣贅

ヘルペス

　性器ヘルペス（図70）は、単純ヘルペスウイルス（タイプ2）が原因の性感染症で、伝染性を示します。通常の感染場所は、ペニスや周囲の皮膚、陰唇、腟口や肛門です。赤い斑点ができると、やがて水泡となり、ひりひりする痛みを伴った小さな傷へと36時間かけて変化していきます。かゆみや焼けるような感覚を覚えます。また、排尿に伴う痛みや、腟から分泌物があることもあります。水泡や傷は、乾いて数週間のうちに傷も残らずに治るでしょう。しかし、1度発作があると、その間にウイルスは増殖して次の発作を引き起こします。このウイルスを排

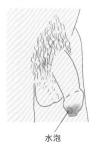

▼図70　性器ヘルペス

水泡

除する薬はありませんが、ウイルスの増殖を抑えたり発作の回数を減らしたりする薬剤がいくつかあります。治療のためには錠剤の飲み薬が処方されます。

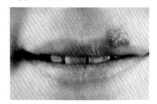

▼図71 口唇ヘルペス

その他のよく知られたヘルペス感染症には、口唇ヘルペスや単純疱疹があります（図71）。この感染症は通常、単純ヘルペスウイルス（タイプ1）が原因です。

淋病

　淋病（図72）は細菌が原因の性感染症です。この細菌は、尿道、肛門、子宮頸部に感染症を引き起こします。また、喉に感染することもありますが、これは口が性器と接触すること（オーラルセックス）によって起こります。

　女性には症状が現れないこともありますが、悪臭を伴った黄緑色の腟分泌物が見られることもしばしばあります。また、感染すると排尿時に痛みを伴うこともあります。治療を怠ると輸卵管まで感染が広がり、炎症を引き起こす恐れがあります。もし、輸卵管の炎症を速やかに治療しないと、輸卵管が傷ついてしまいます。傷は輸卵管の閉塞を引き起こし、ひどい場合は不妊につながります。男性では、黄緑色の膿や透明な粘液が尿道から出てきます。この症状から、オランダ語では淋病をドリッパー（ポタポタ雫を垂らすの意）と呼びます。適切な治療をしないと、感染は前立腺や精巣上体まで広がり、発熱や排尿時痛を引き起こします。淋病には抗生物質が処方されます。

▼図72
男性における淋病の初期症状

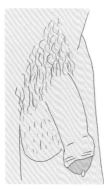

まとめ

第一次性徴と第二次性徴について正しく説明できる。また思春期には、どのような身体的、情緒的、そして社会性の変化が起こるか説明できる。

- 性徴：個人の性別（男性あるいは女性）を区別するような特徴
- 第一次性徴は出生時から認めることができます。
  ― 男の子には陰嚢とペニスがあります。
  ― 女の子には陰唇と膣があります。
- 第二次性徴は 10 歳以降に現れ始めます。
  ― 男の子では胸毛や髭が生え、声が低くなり、筋肉がよく発達します。
  ― 女の子では、胸やお尻が大きくなり、丸い体型になります。
- 思春期の身体的変化
  ― 急速に成長します（急成長）。
  ― 脳下垂体が生殖器官の機能を促すような種々のホルモンを産生し始めます。
  ― 第二次性徴がさらにすすみます。
- 思春期の情緒的変化
  ― 他人に対する関心が高まります。
  ― 特定の個人に恋をします。
  ― 性が生活で大切な働きを発揮し始めます。異性（異性愛）や同性（同性愛）に対して性的に惹きつけられるようになります。
  ― 「トランスジェンダー」という言葉は、持って生まれた性別と、自分の認識する性別が一致しない個人のことを意味します。
  ― アンドレジナスな容姿とは、両方の性を取り入れた格好をすることを意味します。
- 思春期における社会性の変化
  ― より自立します。
  ― 若者同士のグループに参加することを楽しむようになります。
  ― 不安や寂しさといった嫌な感情に苛まれることがあります。

男性の生殖器官系の機能や特徴について説明できる。

- 陰嚢：精巣と精巣上体を包む袋状の皮膚です。腹腔よりも若干低い温度に保たれていて、精子細胞の産生に適しています。
  ― 精巣：脳下垂体からのホルモンの刺激を受けて精子細胞を産生します。
  ― 精巣上体：精子細胞を一時的に貯蔵する器官です。
- 輸精管：精子細胞が輸送される管です。
- 精嚢：精液の液体成分（精漿）と栄養を精子細胞に与えます。
- 前立腺：精液の精漿を精子細胞に与えます。
- 尿道：尿と精液の輸送路です。
  ― 精液は精子細胞と、精嚢と前立腺から分泌される精漿からなります。
- 陰茎（ペニス）：女性の膣に精液を輸送します。
  ― 海綿体：ペニスを勃起させる組織です。
  ― 亀頭（ペニス先端部）:刺激に敏感で性的興奮を引き起こします。
  ― 包皮：亀頭を包み込む皮膚です。
- 射精においては、精液がペニスから射出されます。
  ― 射精は快感（性的興奮の絶頂感）を伴います。
  ― 射精は性交の時、自慰行為の時、また寝ている間（夢精）に起こります。

女性の生殖器官系の機能や特徴を説明できる。

- 卵巣：卵細胞が産生される器官です。

- 輸卵管（卵管）：卵細胞が運ばれる管です。
- 子宮：胚（胎児）が成長する場所です。
  - 子宮は、内側は粘液性の内膜に、外側は厚い筋肉の壁に覆われています。
- 膣：
  - 性交時に精液が放出される場所です。
  - 月経時に、子宮内膜が剥がれて粘液や血液が膣から出てきます。
  - 出産する時に赤ちゃんは膣を通って生まれます。
- 小陰唇：膣の滑りを滑らかにする粘液を分泌します。
- 大陰唇：小陰唇の外側を囲んでいます。
- 陰核：刺激に敏感で、性的興奮を引き起こします。
- 処女膜：膣の入り口を覆うひだ状の膜。

目標 4

精子細胞と卵細胞の特徴を列挙できる。

精子細胞	卵細胞
とても小さい。	比較的大型である。
鞭毛によって泳ぐ。	動かない。
栄養の蓄えを持たない。	大量の栄養を蓄えている。
精液中に無数に存在する。	4 週間に 1 個だけ排卵される。

目標 5

排卵とは何か、月経とは何か、月経周期の過程でこれらがいつ起こるか説明できる。

- 排卵：卵細胞が卵巣から放出されること。
  - 排卵後、未受精卵は 12-24 時間生きています。その後、卵細胞は死んで体内の血流へと吸収されます。
- 月経：卵細胞が受精しなかった時に、子宮内膜の一部が剥離します。
- 月経周期（**図 73**）：
  - 排卵はおおよそ 4 週間に 1 度起こります（思春期から閉経まで）。
  - 月経は平均して排卵の 14 日後に始まります（排卵された卵細胞が受精されなかった場合に）。

目標 6

女性が妊娠した時に体に起こる変化について説明できる。

- 射精された精子細胞は、その後 2-3 日は女性の体内で生き続けます。精子細胞は、子宮から輸卵管に向かって移動します。
- 受精：精子細胞の細胞核と卵細胞の細胞核が融合します。
  - 受精は輸卵管の中で起こります。
  - 女性が受精可能な期間（およそ排卵の 3 日前から 1 日後まで）に、男女のカップルが性交した場合には受精する可能性があります。
  - 1 つの卵細胞が受精できるのは 1 つの精子細胞だけです。1 つの精子細胞の頭部が卵細胞内に入ると、他の精子細胞は卵細胞の外側の層を通過できなくなります。

▼**図 73**
模式図

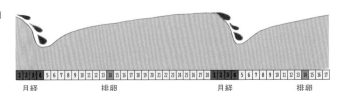

月経　　　　　　　排卵　　　　　　　月経　　　　　　　排卵

- 受精卵は何度も分裂を繰り返します。分裂した細胞は一塊となって子宮に運ばれます。
- 着床：細胞塊は子宮内膜に定着します。
  ―妊娠初期、子宮内膜が細胞塊に栄養を与えます。細胞塊は胚へと成長します。胚は第8週目以降、胎児と呼ばれます。
  ―そして、子宮壁に胎盤が発達します。
  ―妊娠中、女性の月経は停止します。
- 妊娠期には乳房の乳腺が発達し、乳房は大きくなります。

目標 7

沢山ある避妊の方法について説明し、またそれぞれの方法の信頼性についても説明できる。

- 避妊：女性が、男性と協力して、赤ちゃんを産むべきかどうかを決めることです。
- リズム法：1カ月のうちで女性が妊娠し得る6日程度の期間（排卵3日前から、排卵1、2日後まで）に、男女が性交を控える方法です。
  ―排卵日をはっきり確定できないため、信頼性はかなり低いです。
- 膣外射精：男性が射精の直前に自分でペニスを膣から抜く方法です。
  ―受精可能な精子細胞が含まれる射精前液が、射精前にペニスから出てくるため、信頼性はかなり低いです。
- コンドーム：ペニスに被せるゴム製のさや。コンドームを装着することによって、エイズウイルスを含む様々な病原体の伝搬を防ぐことができます。
  ―信頼性が高いです。
- ピル：女性が毎日服用する。ピルには排卵を抑制する様々なホルモンが含まれます。
  ―非常に信頼性が高いです。
- 緊急処置（性交時に何か間違いが起きた場合のために）

  ―モーニングアフターピル：性交から3日以内にこのピルを服用します。
  ―中絶ピル：妊娠7週目までは服用することができます。
  ―吸引法：子宮内膜と胚あるいは胎児を取り除くために、局所麻酔をして吸引ポンプで吸引を行います。
  ―妊娠13週後から23週までは、後期中絶という別の方法が取られます。

目標 8

胚と合わせた子宮の部位の機能や特徴を説明できる。

- 胎盤：子宮内膜の一部で、胚から伸びた血管を通った血液が、母体の血液と近接する部位
  ―母親の血液と胎児の血液は混ざり合いません。
  ―母体の血液から酸素と栄養が、胚の血液に渡されます。
  ―胚の血液中の老廃物が、母体の血液に渡されます。
- 臍帯：胚と胎盤をつないでいます。
  ―胚の血流は臍帯を通り胎盤に入り、また臍帯を通って胚に戻ります。
- 羊膜：羊膜は、羊水を取り囲む二重の膜でできていて、胚を衝撃、脱水や温度変化から守っています。
  ―胚は羊水の中で容易に動くことができます。

目標 9

赤ちゃんの誕生について説明できる。

- 陣痛は子宮の収縮から始まります：子宮壁の筋肉が収縮します。
- 子宮の拡張：子宮壁や子宮頸管が広がります。
  ―羊膜が破れて、羊水が膣から流れ出ます。
- 分娩：子宮の強い収縮が赤ちゃんを押し出します。
  ―普通は頭が先に出てきます。

• 後産：胎盤と臍帯の一部、それから羊膜が押し出されてきます。

クラミジア感染症とエイズが引き起こす問題について説明できる。

• 性感染症、あるいは性病：感染者と密な接触があった場合にのみ感染する病気です。

• クラミジア感染症：オランダでは最も広がっている性感染症です。

― 細菌が原因です。

― 症状：症状がない場合が多いのですが、時おり尿道や膣から水のような分泌物が出たり、排尿痛があったり、膣から血液が漏れ出たりします。

― クラミジア感染症を治療せず放置すると、女性では不妊や子宮外妊娠の原因になります。また男性では、精巣上体に炎症が起こります。

― 症状が現れない感染者が、感染を広げる可能性があります。

― 抗生物質を服用することで治療できます。

• エイズ：一般的に最も知られた性感染症です。

― HIV ウイルスが原因です。

― エイズ患者の体内では免疫系が働かなくなり、あらゆる感染症が起こりやすくなります。つまり、エイズ患者には決まった症状がないと言えます。

― 感染者から出る血液、精液、膣液、射精前液や母乳などとの濃厚な接触によって、一次感染が起こります。

― コンドームを使用しない性交や、薬物使用者が注射針を使い回すことが原因で、多くの感染が起こります。

― 血清陽性とは、エイズウイルスに感染していてもまだ症状が出ていないことです。

― HIV 阻害剤は、エイズの進行を遅らせることはできても、根治することはできません。

膣リング、女性用コンドーム、避妊注射、子宮内避妊具、避妊手術が、それぞれどのように妊娠を防ぐのかを説明できる。

• 膣リング：膣内に膣リングを月に1回挿入します。

― 排卵を止めるホルモンを放出します。

― 膣リングの信頼性は非常に高いです。

• 女性用コンドーム：性交の前に膣に入れて使います。性感染症の予防にもなります。

― 女性用コンドームは信頼できます。

• 避妊注射法：排卵を阻害するホルモンの注射を3カ月に1度行います。

― 信頼性は非常に高いですが、嫌な副作用もあります。

• コイル（子宮内避妊具）：子宮内に挿入することで、約5年にわたり妊娠を防ぎます。

― 銅コイル：銅製の針金が精子細胞を破壊し、着床も起きないようにします。

― ホルモンコイル：ホルモンの作用で受精や着床を防ぎます。

― 子宮内避妊具は、いずれも信頼性が非常に高いです。

• 避妊手術：男性の輸精管、あるいは女性の輸卵管を封鎖することで不妊にします。

― 避妊手術後も、月経周期や性に関わる体の機能は正常のままです。

― とても信頼できます。

性器疣贅、淋病、性器ヘルペスなどの性感染症が引き起こす問題について説明できる。

達成

基礎

- 科学的調査の様々な段階を特定して述べることを練習しました。
- 性の表現には様々な考え方があることを学びました。
- 性的虐待に対する意見をどのように述べるかを学び、グループで話し合いました。
- グラフの読み方を練習しました。
- 解説文を読んで情報を得る方法を学びました。

発展

- 概要をまとめる練習をしました。

この Unit では、助産師に出会いました。
この Unit の題材は、日常でも活用することができます。

テスト

このテストで、自分が理解できているかどうか、まとめに記載された目標を達成できているか確認できます。

問題 1

以下の問いに答えなさい。

1 生まれた時にはない性徴は、第一次性徴と第二次性徴のどちらですか？

2 男の子の生殖器官に、精子細胞の産生を促すホルモンは、どの内分泌器官で作られますか？

3 ペニスを持って生まれたのに、自分は女性、あるいは女の子だと感じている個人を表す言葉は何ですか？

4 他の男性に性的魅力を感じる男性を表す言葉は何ですか？

5 図 74 は第一次性徴と第二次性徴のどちらを示していますか？

6 思春期の男の子が声変わりしたら、これは身体的変化、情緒的変化、あるいは社会性の変化のどれでしょうか？

7 図 75 の人物が男性なのか女性なのか、一目ではわかりません。このような外見を表す言葉は何ですか？

▼図 74

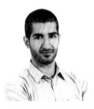

▼図 75

問題 2

以下の選択問題に答えなさい。

1 図 76 は、男性の生殖器系の模式図です。いくつかの部位に番号が振ってあります。前立腺を示している番号はどれですか？

A 1
B 2
C 3
D 4
E 5
F 6

2 図 76 を見て、精液の成分を産生する器官の番号を答えなさい。

A 器官 2 と 3
B 器官 6 と 7
C 器官 1、2 と 6
D 器官 2、3 と 7

▼図 76

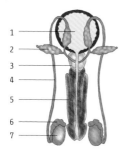

3 図 77 には男性の生殖器系の器官といくつかの矢印が描かれています。精子細胞が運ばれるのは、どの矢印の方向でしょうか？

A 矢印 1 の方向のみ
B 矢印 2 の方向のみ
C 矢印 3 の方向のみ
D 矢印 4 の方向のみ
E 矢印 3 と 4 の方向

▼図 77

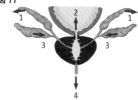

4 エリックは、包皮とは精巣を取り囲む皮膚のことだと言っています。エルネストは、腹腔内の温度は、陰嚢の温度よりも少しだけ低いと言っています。正しいのは誰ですか？

A エリックとエルネストのどちらも間違っている。
B エリックだけが正しい。
C エルネストだけが正しい。
D エリックとエルネストのどちらも正しい。

問題 3

以下の選択問題に答えなさい。

1 図 78 は女性の生殖器系の模式図です。いくつかの部位に番号が振ってあります。性交した場合に、最初に精子細胞を受け取るのはどの番号の部位でしょうか？

A 部位 1
B 部位 2
C 部位 3
D 部位 4

▼図 78

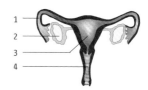

2 次の 3 つの文章は女性の膣に関するものです。

1　卵細胞は膣を通って運ばれる。

2　陰核は膣の背側に位置する。

3　月経の時には子宮内膜の一部が剥離し、膣から排出される。

1-3 で正しいのはどれですか？

A　3 のみ

B　1 と 2

C　1 と 3

D　2 と 3

3　図 79 は女性の生殖器系の模式図です。P の部位が果たす役割は何ですか？

A　膣の入り口を滑らかにする粘液を分泌します。

B　性的興奮を引き起こす感覚刺激を受け取ります。

C　受精が起こる場所です。

D　卵が作られる場所です。

▼図 79

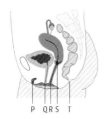

P　Q R S　T

4　図 79 で処女膜の位置を示しているのはどれですか？

A　Q

B　R

C　S

D　T

問題 4

卵細胞と精子細胞について以下の問いに答えなさい。

1　自分で移動することができるのはどちらですか？

2　どちらの細胞が大きいですか？

3　栄養を多く蓄えているのはどちらですか？

4　より多く数が産生されるのはどちらの細胞ですか？

問題 5

以下の選択問題に答えなさい。

1　図 80 は 28 日間続く月経周期です。記号 P,Q,R と S は特定の期間を示しています。図の中側は子宮内膜の厚さの変化を模式化したものです。排卵が起こるのは平均的にはどの期間ですか？

A　P の期間

B　Q の期間

C　R の期間

D　S の期間

▼図 80

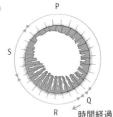

P

S

Q

R　時間経過

2　5 月中に、ヴェラは彼女の輸卵管が閉塞していないかを確かめるために、X 線撮影検査を受ける予定です。検査は月経周期の特定の期間だけ行うことができます。それは、月経が終わってから、次の排卵が起こる前までです。ヴェラは 28 日周期で月経があります。彼女は次の月経は 5 月 1 日に始まると考えています。

図 81 は 5 月のカレンダーです。検査の予約をするために 3 つの候補日から選ぶことができます。それらの日付には、図 81 に × 印がつけられています。どの日が予約するのに最も適した日でしょうか？

A 5 月 10 日
B 5 月 15 日
C 5 月 30 日

▼図 81

MAY						
Mon	Tue	Wed	Thu	Fri	Sat	Sun
1	2	3	4	5	6	7
8	9	10✗	11	12	13	14
15✗	16	17	18	19	20	21
22	23	24	25	26	27	28
29	30✗	31				

3 ある女性の子宮内膜の厚さの変化を 1 週間ごとに 4 回計測しました。図 82 は、彼女の子宮内膜の厚さを棒グラフにしたものです。
どの 2 計測点の間で月経が起きましたか？
A 1 と 2 の間
B 2 と 3 の間
C 3 と 4 の間

▼図 82

問題 6

以下の選択問題に答えなさい。

1 妊娠中の女性は月経がありますか？
A 彼女は月経も排卵もしません。
B 彼女は月経はあるが、排卵はしません。
C 彼女は排卵はするが、月経はありません。
D 排卵も月経も起こる。

2 図 83 は月経周期の間の女性の体温を示しています。体温測定は、排卵時期を決定する 1 つの方法です。女性は毎朝起床する前、同じ時間に体温を測ります。排卵直後は、体温は他のどの日よりも高くなります。しばらくすると、体温は再び下がります。この女性はどの時期が妊娠しやすいですか？
A 14 日前後
B 16 日前後
C 21 日前後

以下の情報は問 3 と 4 のためのものです。
図 84 は、6 週間にわたる妊婦の子宮内膜の変化の模式図です。3 つの期間に P、Q、R というラベルが付いています。

3 受精はどの期間に行われましたか？
A P の間
B Q の間
C R の間

▼図 83

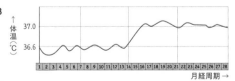

▼図 84

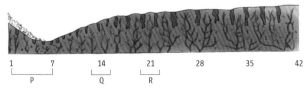

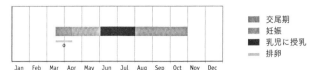

▼図85

| | | | | | | | | | | | | |
|Jan|Feb|Mar|Apr|May|Jun|Jul|Aug|Sep|Oct|Nov|Dec|

■ 交尾期
■ 妊娠
■ 乳児に授乳
— 排卵

4 着床はどの期間に行われましたか？

A Pの間

B Qの間

C Rの間

5 哺乳類の生殖器官の構造は、人間の
それと似ています。哺乳類では、オ
スは自分の陰茎を使ってメスの膣に
精液を入れます。動物では、それは
交尾と呼ばれています。2匹のコウ
モリが交尾すると、精子細胞は数カ
月間メスの子宮に保存されます。冬
の間の交尾はまれです。ほとんどの
メスは、毎年一匹の子孫しか作れま
せん。図85は、オランダでコウモリ
の繁殖に関連する様々な出来事の様
子を示しています。2匹のコウモリ
は10月の初めに交尾しました。

図85によると、その交尾の結果とし
て受精はいつ起こりますか？

A 交尾から1日以内

B 交尾からおよそ2週間

C 交尾からおよそ6カ月

D 交尾からおよそ1年

問題7

次の各文が正しいかどうかを言いなさい。

1 膣外射精の方法を使用する男女は、
月経前後の日には性行為をしません。

2 ピルは病原体に対する保護を提供し
ます。

3 性交後3日目にモーニングアフター
ピルを服用した場合、この方法は信
頼できません。

4 妊娠13週目まで、真空吸引法を行う
ことができます。

5 妊娠中の女性が中絶ピルの時期を逸
した場合、モーニングアフターピル
を処方してもらうために医者に行き
ます。

6 リズム法は、避妊の信頼できる方法
です。

問題8

次の選択問題に答えなさい。

1 図86は、妊娠中の牛の断面模式図で
す。牛の生殖器官の名前と機能はヒ
トのものと同じです。子牛は生まれ
る前に、すでにコルチゾールのよう
なホルモンを産生しています。この
ホルモンは、子牛の血液から母牛の
血液に移行します。このコルチゾー
ルは分娩開始（収縮）に影響します。
子牛の血液中のコルチゾールが、母
牛の血液に移行するのは、番号が付
けられた臓器のどれですか。

A 1

B 2

C 3

D 4

E 5

F 6

▼図86

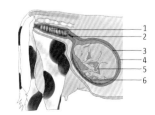

2 図 86 では、番号 5 の部位に血管があ
ります。これらの血管の血流はどち
らの方向に流れますか？
A 胎児に向かってのみ
B 胎児から離れる方向のみ
C 両方向

3 羊水が胚にとって重要である理由に
ついて 3 つの文章を示します。
1 羊水は、強打や衝突に対して胚
を保護します。
2 胚は羊水から必要な酸素を得ま
す。
3 胚は、羊水の中を簡単に動くこ
とができます。
これらの文章の中で正しいのはどれ
でしょうか？
A 文章 1 と 2
B 文章 1 と 3
C 文章 2 と 3

4 図 87 は、臍帯の一部を有する胎盤の
一部の模式図です。血管 P 内の血液
は、胎盤から胚へと流れます。血管
P 内の血液について 2 つのことを以
下に述べます。
1 血管 P 内の血液はグルコースを
多く含んでいる。
2 血管 P 内の血液は多くの老廃物
を含んでいる。
これらの文章は真実でしょうか？
A 文章 1 のみ
B 文章 2 のみ
C 文章 1 と 2

▼ 図 87 胎盤

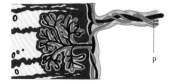

胎盤

問題 9

以下の質問に答えなさい。図 88 をみて、
問 1 と 2 に答えなさい。

1 図 88 の女性が経験していた腹部のけ
いれんは何でしたか？

2 病院に行く途中で、すでにどの段階の
分娩が始まっていますか？ そのこ
とを伝える文章を引用してください。

▼ 図 88

腹部けいれん

　ローマ＝ベネベントの50歳の女性はほ
とんど予期せずに、母親になりました。彼
女はしばしば腹部の腫れに苦しんでいまし
た。彼女は非常に重い病気かもしれない
ので、怖くて最初は病院に行こうとはしま
せんでした。彼女の子宮の壁が収縮し始め
た時、彼女は腹部のけいれんだと思いまし
た。しかし、激しいけいれんがあまりにも
強くなったので、彼女は医者に相談するこ
とを決めました。医者は彼女が妊娠してい
ることを伝え、病院に移送しました。病院
に行く途中で破水しました。彼女が病院に
行った数時間後、アンジェロという元気な
男の子が生まれました。その夫婦は何年も
の間子供をつくろうとしましたが難しく、
その間希望を失いかけていました。その喜
んだ母は「まさに奇跡です」と言いました。

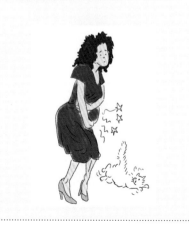

▼図89

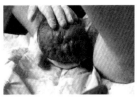

3 どの段階で最も強い収縮が起こりますか？

4 羊膜の袋は、どの段階で母親の体から離れますか？

5 図89は分娩段階を示しています。どの段階ですか？

以下の各文が正しいかどうかを言いなさい。

1 全く症状がなくてもクラミジアに感染している可能性があります。

2 月経中以外の腟からの血液の損失は、クラミジア感染の徴候である可能性があります。

3 クラミジアは、抗生物質で治療することができます。

4 未治療のクラミジア感染症は、女性に不妊を引き起こす可能性があります。

5 医者は、特定の症状からエイズを診断することができます。

6 血清反応陽性で症状が見られない人からも、他の人にエイズウイルスを感染させる可能性があります。

以下の問いに答えなさい。

1 特定の避妊薬は、性感染症にかかるリスクを大幅に減らすことができます。
   女性用コンドームは、性感染症のリスクを軽減しますか？ また避妊注射はどうですか？

	女性用コンドーム	避妊注射
A	はい	はい
B	はい	いいえ
C	いいえ	はい
D	いいえ	いいえ

2 3つの避妊薬があります。避妊注射、子宮内避妊具と腟リング。これらの避妊方法のうちどれが排卵を防ぐことによって機能しますか？

A 避妊注射

B 避妊注射、子宮内避妊具

C 避妊注射、腟リング

D 避妊注射、子宮内避妊具、腟リング

3 図90は、男性の生殖器系を概略的に示しています。
   この男性はまだ性的興奮が起こりますか？ もしそうなら、射精できますか？

A いいえ、この男は性的興奮が起こりません。

B はい。性的興奮は起こりますが、精液は放出されません。

C はい。性的興奮は起こりますが、精液は精子細胞を含みません。

▼図90

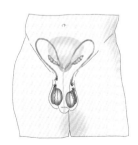

4 図91はある避妊ブランドを示しています。

ここではどのタイプの避妊方法が示されていますか？

A 銅コイル
B ホルモンコイル
C 避妊手術

▼図91

A 銅コイル
B ホルモンコイル
C 避妊手術

▼図92

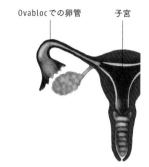

Ovablocでの卵管　　子宮

「ミレーナ」はどのように効きますか？

「ミレーナ」は特定の場所で機能するため、副作用は強くありません。レボノルゲストレルは子宮内で直接放出されるので、ピルと比べて必要な活性成分ははるかに少ないからです。血流中に（そしてそれ故に体の残りの部分に）入る活性成分の量は、ピルの場合よりも60-100倍少なくなります。「ミレーナ」を使用しても、通常の生理サイクルが中断されないのはこのためです。ピルと比較して「ミレーナ」のもう1つの特徴は、あなたが毎日それを覚えておく必要はないということです。

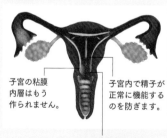

子宮の粘膜内層はもう作られません。

子宮内で精子が正常に機能するのを防ぎます。

子宮頸部の粘液はより厚くより粘性になります。

5 Ovabloc法は、ラテックスゴム栓を使用して卵管を塞ぐ妊娠防止法です（**図92**）。
Ovabloc法と同じアプローチを持つ他の避妊方法はどれですか？

発展問題 12

以下の問いに答えなさい。

1 性器疣贅を治療するのになぜ抗生物質を使用できないのですか？

2 唇のヘルペスは性器ヘルペスを引き起こす可能性があります。これがどのように起こり得るか説明しなさい。

3 性感染症が治療されない場合、淋病が女性に深刻な影響を与える可能性がある理由を説明してください。

4 図93は、性感染症に関する情報を示しています。この情報はどの性感染症を示していますか？

▼図93

症状

赤い斑点が、陰茎、陰唇、膣口、または肛門の上（または近く）の皮膚に発生します。これらの斑点は水疱と痛みに変わります。

時間があれば応用に取り組むことができます。応用は、異なるトピックから選ぶことができます。このUnitの応用は2つのトピックからなっています。あなたの先生がどのトピックを選ぶべきか指示してくれるでしょう。

1 動物の生殖

ヒトの生殖の仕組みについては学びました。ここでは、さらに動物の生殖についても学んでいきます。

▼図94 哺乳類の交尾

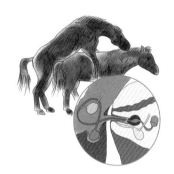

ヒトの生殖において、精子細胞の核が卵子細胞の核と融合することは学びました。動物でも同様です。哺乳類の生殖の仕組みは、ヒトと似通っています。哺乳類では、交配法はヒトとほぼ同じです。オスは男性器をメスの女性器に挿入し、精液を出します（図94）。メスの体内で受精することを、体内受精と呼びます。

鳥類は性器を持ちません。オスもメスも排泄孔を持ちます。オスの精巣管は排泄孔につながり、メスの卵管も排泄孔につながっています（図95）。オス・メスどちらの腸、尿管も、排泄孔につながっています。

▼図95 鶏の生殖（模式図）

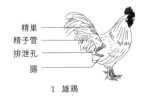

精巣
精子管
排泄孔
腸

1 雄鶏

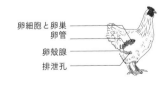

卵細胞と卵巣
卵管
卵殻腺
排泄孔

2 雌鶏

▼**図96** 鳥類の交尾

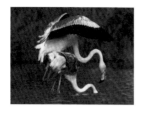

▼**図97** 蛇の片側陰茎

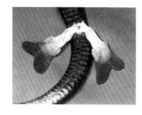

▼**図98** 片側陰茎が必要である
ことが分かる砂トカゲの交配

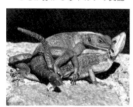

交尾の時は（**図96**）、オス・メス相方が
排泄孔を押し付け合います。そうするこ
とで、精子細胞は卵管に到達できます。

爬虫類は通常長い尾を持つため、その
交配はさらに難しいようです。多くの爬
虫類（蛇やトカゲ）は陰茎を2つ持ち、そ
れぞれを片側陰茎と呼びます（**図97**）。こ
のため、オスは尾の両側からメスに接触
できます。オスのどちらかの片側陰茎が
メスの排泄孔に入り込みます（**図98**）。

土中に卵を生む動物は卵が殻に被われ
ています。これは卵が乾くのを防ぐため
です。水中に卵を産む動物は必要としま
せん。水中に棲む動物は、**体外受精**をし
ます。卵細胞と精子細胞は水中で受精し
ます（**図99**）。つまり水中で交尾が行われ
ます。オスは数日にわたりメスに寄り添
います。イモリでは、受精は排泄孔もし
くは卵管の中で行われます。

▼**図99** キャビアはチョウザメの卵です。
高級食材として食されます。

1 キャビア

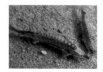

2 チョウザメ

▼**図100** カエルの交尾

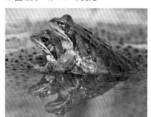

2 ピルの患者用添付文書

　基礎で、避妊薬のピルは女性の排卵を防ぐホルモンであることを学びました。しかし、ピルはそれとは別の作用でも妊娠を防いでいます。患者用の説明文にそのことが記載されています。

　基礎で、患者用説明文から、特定の銘柄のピルについて学びました。すべての医薬品には患者用説明文が付いています（**図101**）。これには、薬の作用機序、服用法、副作用や有害事象が記載されています。

▼**図101**　薬の患者用説明文書

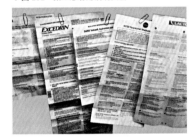

引用写真（*your biology 2a*）

ANP Foto, Rijswijk:2:27;4:43.2,58; Carolina Biological Supply Company/Phototake :3: 7; Corbis 1: 15, 29;　2: 28;　4:75; Dereamstime: 2: 52; Erik Eshuis Infographics, Groningen:1: 5, 8, 12, 28, 40, 55; 2: 21, 29, 30;3: 30.2;4: 4, 35, 57, 81, 83, 85;　Getty Images:3: 41, 66, 94 (efedrine); Hollandse Hoogte, Amsterdam:2: 34;3: 23, 36, 37, 70, 94 (slaapmiddelen, xtc, paddo's); 4: 31, 39.1, 43.1, 54.1; Imageselect, Wassenaar: 1: 27; 2: 2.1, 3: 37, 94 (amfetaminen, ghb); 4: 5, 6, 54.2, 59, 65.1, 89, 97, 98; iStockphoto: 3: 77, 93; Onno Kalverda, Nieuwegein: 1: 9; Merlijn Michon Fotografie, Amsterdam: 1: 31; 2: 1.1, 1.2, 3, 4, 5, 6, 7, 8, 9, 23, 33, 46m, 48, 59, 70, 71, 72, 74, 75, 87, 88.1, 88.2, 89, 91; 4: 61, 62; Nantionale Beeldbank, Amsterdam: 2: 2.2; 3: 72, 94 (weed); Dr. Y. Nikas/ Phototake: 4: 44; Corina van Riel: 4: 82; Science Photo Library/ ANP Foto, Rijswijk: 3: 1, 4, 10, 11, 12, 13, 22.2, 24, 28, 32, 63 (foto), 79; 4: 14.1, 17, 65.2; Shutterstock: 1: 13; 2: 10, 31, 42, 67, 68, 86.1, 86.2; 3: 6, 44.2, 55, 65, 67, 76, 78, 86, 94 (heroine, cocaine), 95; 4: 35, 54.3, 71, 74, 96, 99.1, 99.2, 100; Thinkstock: 3: 91; Voedingscentrum, Den Haag: 2: 15; Voermans Van Bree Fotografie, Arnhem: 2: 51.1, 51.2; 4: 25, 32, 38.1, 38.2, 39.2, 46, 63, 101

あとがき

岡本哲治
（東亜大学教授、広島大学名誉教授）

　毎年4月に大学の各学部では新入生ガイダンスが開かれます。ある学部の新入生ガイダンスの折、ある先生が新入生に向かって、「これから君たちは、キャンパスに咲く"すみれの花"を見て美しいと思う感性を磨いてください」と言ったのですが、別の先生が、「皆さんの中で"すみれの花"がどんな花か知っている人？」と聞いたところ、新入生100人中"すみれの花"を知っていると答えたのはたった2人だけでした。

　また、発生学の講義の折、カエルの卵の話をしても、まず見たことがない、触ったこともない学生がほとんどです。私が子供の頃は、野山を駆けずり回り、トンボやチョウ、カエルやヘビを追いかけて遊んだものです。家の中で、ある朝、オタマジャクシからかえったばかりのカエルがピョンピョン飛び回っていたり、卵から孵化したカマキリが布団の上を這い回ったりしていました。

　本来科学は、「好奇心」そのものです。そして、それを手に入れるためのプロセスを楽しむことだと思います。今、この世は「もの」に溢れています。欲しいものはいつでも、どこででも、いとも簡単に手に入ります。「もの」のありかを探したり、いつどこへ行けば良いのか、など調べる必要もありません。そして、本来はそういうプロセスが大切なのに、「もの」を手に入れることで目的は達成されてしまっています。いつからこんなになったのかは、松田さんの「はしがき」を読めば大体の察しはつきます。けれども愚痴を言ってばかりいてもどうにもなりません。

　そういう時にこの本と出会いました。この本はオランダの中学の生物学の本ですが、ヒトの基本的な生物学や解剖生理学に加えて、薬物中毒、性感染症を含めた感染症、アルコール、煙草の害、バースコントロールなど、健全な人生を歩むための危機管理のバイブルとも言える本だと思います。

　松田良一教授と白水社の竹園公一朗氏で、日本語訳の話が進み始めている時に、私も監訳者として参加することになりました。原本のタイトル

は*Your Biology 2a*で、シリーズ物の中の1冊です。タイトルの日本語訳ですが、訳者の皆さんからは次々に以下のようなタイトル名が寄せられました。未来の生物学、明日の生物学、みんなのための生物学、やさしい生物学、わたしたちの生物学、生存のための生物学、生きるための生物学等々、十数個も案が出されました。最終的に、竹園さんが提案した「14歳からの生物学」に落ち着きました。子供と大人になろうとする間で揺れ動く14歳は、この本の内容にぴったりで、改めて竹園さんの「編集力」には感服しました。

　『ターヘルアナトミア（解体新書）』の、杉田玄白、前野良沢ばりに、松田さんとわたしの弟子たちとで翻訳に取り組みました。翻訳を進めるにあたり、出来るだけ平易な言葉でわかりやすい表現に努めました。また、オランダと日本の法律の違いにより、誤解が生じやすいところには、出来るだけ日本の法律についても記載するようにしました。この場をお借りして、関係者の皆さんには心より御礼申し上げます。また、竹園さんには終始サポートしていただき出版人魂を改めて実感することができました。そして、長年の友人の松田さんと一緒にこの仕事ができたことは、私にとってこの上なく光栄なことでした。

　最後に、この本を多くの世代の皆さんに読んでいただくことを願い、筆を擱きます。

2020年7月21日

さくいん（下線は学習指導要領では教えない用語を指す）

編者

サリー・ヒル（Sally Hill）　アムステルダム自由大院修了

著者

アルテゥニス・ボス（Arteunis Bos）　ユトレヒト応用科学大卒業
オノ・カルフェルダ（Onno Kalverda）　ユトレヒト応用科学大院修了
ルート・パシーア（Ruud Passier）ユトレヒト応用科学大院修了
ハンス・ラヴェー（Hans Rawee）　ユトレヒト応用科学大院修了
リック・スマレ（Rik Smale）　ウィンデスハイム応用科学大卒業
ヘラルト・スミッツ（Gerard Smits）　ユトレヒト応用科学大院修了
ベン・ヴァース（Ben Waas）　ユトレヒト応用科学大院修了

英訳

マイク・ウィルキンソン（Mike Wilkinson）　ケンブリッジ大卒業

邦訳

松田良一（監訳）　東大名誉教授、東京理科大教授、国際生物学オリンピック議長
岡本哲治（監訳）　広島大名誉教授、東亜大教授

内迫香織（広島大病院）、大杉美穂（東大院総合文化研究科教授）、大橋和也（豊橋創造大保健医療学部助教）、尾嶋孝一（食品産業技術総合研究機構上級研究員）、川名正隆（米スタンフォード大医学部病院循環器内科医師）、齋藤淳一（東京学芸大附属国際中等教育学校教諭）、佐藤成紀（広島大病院）、島亜衣（東大院情報理工学系研究科特任助教）、嶋田健一（米ハーバード大医学部博士研究員）、信本忠義（広島大病院）、濱田充子（広島大病院助教）、林靖也（広島大病院）、三島健史（広島大病院）、矢島潤一郎（東大院総合文化研究科准教授）、谷津潤（佐野日大高等学校教諭）、和田英治（東京医科大医学部講師）、渡邉耕平（キヤノン研究員）、野口立彦（防衛医科大医学部講師）

編集協力

都築功（元都立玉川高校副校長）、野田直紀（日大医学部助教）、馬渕一誠（東大名誉教授）

松田良一（まつだ・りょういち）
東京都立大学大学院博士課程中退。理学博士。カリフォルニア大学バークレー
校研究員、東京都立大学理学部助手、W. Alton Jones Cell Science Center, Senior
Scientist、東京大学教養学部教授を経て、現在は東京理科大学大学院理学研
究科教授、東京大学名誉教授、国際生物学オリンピック議長。

岡本哲治（おかもと・てつじ）
広島大学大学院歯学研究科修了。歯学博士。W. Alton Jones Cell Science Center,
Visiting Scientist、広島大学大学院医歯薬保健学研究科教授、広島大学理事・
副学長などを経て、現在、東亜大学医療学部学部長、広島大学名誉教授。

14歳からの生物学　学校では教えてくれない〈ヒト〉の科学

2020年 9 月10日　第 1 刷 発 行
2022年 4 月20日　第 6 刷 発 行

監訳者 ©　松　田　良　一
　　　　　岡　本　哲　治
発行者　　及　川　直　志
印刷・製本　図書印刷株式会社

発行所
101-0052東京都千代田区神田小川町3の24
電話 03-3291-7811（営業部）, 7821（編集部）　株 式 会 社 白 水 社
www.hakusuisha.co.jp
乱丁・落丁本は、送料小社負担にてお取り替えいたします。

振替 00190-5-33228　　　　Printed in Japan

ISBN978-4-560-09774-8

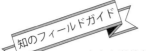
知のフィールドガイド

東京大学教養学部　編

東京大学教養学部の人気公開講座を書籍化。
最先端の講義から、いま必要な知の領域を考える
シリーズ。

科学の最前線を歩く

ニュートリノの小さい質量の発見（梶田隆章）／時間と
は何だろう——ゾウの時間ネズミの時間（本川達雄）／
死後の生物学（松田良一）／歴史の謎を DNA で解きほ
ぐす（石浦章一）／宇宙で電気をつくる（佐々木進）／
飛行機はどうして飛べるのか（鈴木真二）／美肌の力学
（吉川暢宏）ほか。カラー図版多数。

◆◆◆◆◆◆◆

生命の根源を見つめる

天体現象の数値シミュレーション（鈴木建）／タイムマ
シンは可能か？：原子時計とウラシマ効果（鳥井寿夫）
／光と分子——分子の形を知る方法、分子の動きを知る
方法（長谷川宗良）／放射線をとことん測ってみる——
測定の現場から（小豆川勝見）／脱力から知る熟練者の
身体（工藤和俊）／からだのつくり方とその利用法（道
上達男）／タンパク質をデザインして産業や医療に応用
する（新井宗仁）ほか。

◆◆◆◆◆◆◆

異なる声に耳を澄ませる

原発の最終廃棄物と日本社会（定松淳）／鏡としての人
工知能（江間有沙）／正義を実験する——実験政治哲学
入門（井上彰）／グローバル化時代の中華世界：多様と
流動のエチカ（石井剛）／言葉の力と科学の力——『フ
ランケンシュタイン』二百周年に考えること（アルヴィ
宮本なほ子）／教科書の「若紫」（田村隆）／かわいらし
ければよいのか　十八世紀フランスから（森元庸介）／
「作者の死」の歴史性（郷原佳以）ほか。